ΨΥΧΟΛΟΓΙΚΗ ΥΠΟΣΤΗΡΙΞΗ ΑΔΥΝΑΤΙΣΜΑΤΟΣ

ΛΙΝΑ ΨΟΥΝΗ

Κάθε γνήσιο αντίγραφο φέρει την υπογραφή του συγγραφέα

Εικονογράφηση/ εξώφυλλο: Ψούνη Αφροδίτη

ΠΕΡΙΕΧΟΜΕΝΑ

1. Ψυχολογία του Υπέρβαρου

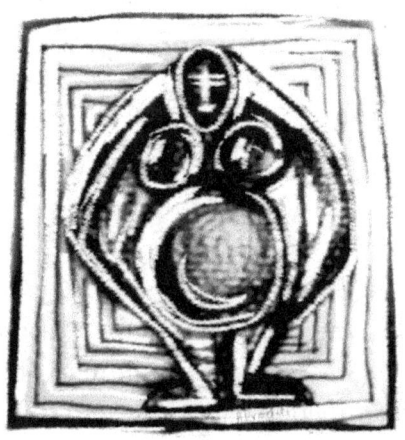

Υπέρβαρο είναι το άτομο το οποίο έχει μεγαλύτερη συσσώρευση λίπους από τα φυσιολογικά επίπεδα. Όταν τα ποσοστά λίπους είναι μεγαλύτερα από το 25%, τότε το άτομο αυτό είναι υπέρβαρο. Όταν τα ποσοστά λίπους είναι πάνω από 30% τότε είναι παχύσαρκο.

Δυστυχώς εκτός από την εικόνα του σώματος, η υπερβολική συσσώρευση λίπους, έχει αρνητικές συνέπειες στην ποιότητα ζωής μας.

1.1. Ο Δείκτης Μάζας Σώματος

Το βάρος του σώματός μας το μετράμε σε κιλά, όμως η πληροφορία αυτή μόνη της δεν μας μπορεί να αξιολογήσει αντικειμενικά το βάρος μας αν δεν την συγκρίνουμε με το σωματότυπό μας. Ένας απλός τρόπος για την αξιολόγηση της σωματοδομής είναι ο Δείκτης Μάζας Σώματος

(ΔΜΣ). Ο ΔΜΣ είναι μια μέτρηση που μπορούν να πραγματοποιήσουν όλοι. Στηρίζεται στον τύπο: **ΔΜΣ= Βάρος (Kg)/ Ύψος (m²)**

Οι τιμές που χρησιμοποιούνται από τους περισσότερους διεθνείς οργανισμούς είναι:

< 18,5 Kg/m²	Χαμηλό βάρος
18,5-25 Kg/m²	Φυσιολογικό βάρος
> 25 Kg/m²	Υπέρβαρος
> 30 Kg/m²	Παχύσαρκος
> 40 Kg/m²	Σοβαρή παχυσαρκία

Για παράδειγμα ένα άτομο το οποίο είναι 60 κιλά με ύψος 1,70 μ. υπολογίζει το ΔΜΣ ως εξής: 60/(1,7*1,7)=20,7. Όπως προκύπτει από τον παραπάνω πίνακα το βάρος του ατόμου αυτού είναι στα φυσιολογικά επίπεδα. Ομοίως ένα άτομο το οποίο είναι 110 κιλά με ύψος 1,70 έχει δείκτη μάζας σώματος 110/(1,7*1,7)=38,06. Το άτομο αυτό όπως φαίνεται στον πίνακα είναι παχύσαρκο.

Ο ΔΜΣ δεν είναι πάντα αξιόπιστος δείκτης και μπορεί να κατατάξει λανθασμένα κάποιους σε διαφορετική κατηγορία. Αυτό συμβαίνει γιατί οι μύες είναι πιο βαριοί από ότι το λίπος. Στην περίπτωση που ένα άτομο είναι πολύ γυμνασμένο, μπορεί ο ΔΜΣ να δείξει ότι είναι υπέρβαρος, αλλά στην πραγματικότητα να μην έχει αυξημένα ποσοστά λίπους αλλά πολλούς μύες. Για να υπολογίσουμε σωστά το λίπος μας η **λιπομέτρηση** είναι η σωστή μέθοδος, η οποία μας δείχνει τα ακριβή ποσοστά λίπους στο σώμα.

1.2. Τι μας οδηγεί στην παχυσαρκία

Η **κληρονομικότητα** είναι σημαντικός παράγοντας ο οποίος ευθύνεται για τα επιπλέον κιλά κάποιων ατόμων. Η κληρονομικότητα μπορεί να σχετίζεται με διάφορες ασθένειες ή ορμονικές διαταραχές όπως για παράδειγμα είναι η δυσλειτουργία του θυρεοειδή. Νέες έρευνες αναφέρουν ότι υπάρχουν γονίδια που σχετίζονται με την παχυσαρκία.

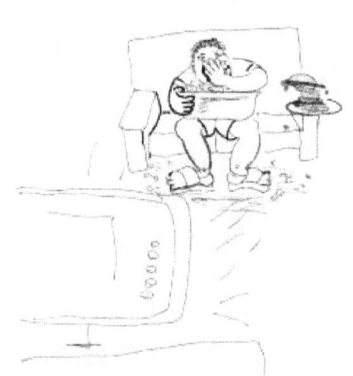

Το **περιβάλλον** στο οποίο έχουμε μεγαλώσει αλλά και ο τρόπος που ζούμε, επηρεάζουν το βάρος μας. Σημαντικό ρόλο στη διατήρηση ενός σωστού βάρους παίζουν οι διατροφικές συνήθειες που έχουμε υιοθετήσει από την οικογένεια μας. Ο καθιστικός τρόπος ζωής και η έλλειψη άσκησης δυστυχώς επιδεινώνουν το πρόβλημα της παχυσαρκίας.

Τα **κοινωνικά πρότυπα**, τα ΜΜΕ και οι διαφημίσεις, συντελούν στην αύξηση της κατανάλωσης τροφής, όπως και στο είδος της τροφής που επιλέγουμε. Έχει παρατηρηθεί ότι όσοι βλέπουν τηλεόραση καταναλώνουν περισσότερα γλυκά και σοκολάτες από αυτούς που δεν βλέπουν. Σίγουρα η καθημερινή έκθεση σε πειρασμούς επηρεάζει την επιλογή της διατροφής μας.

1.3. Ψυχολογικοί λόγοι που οδηγούν στην παχυσαρκία

Οι ψυχολογικοί λόγοι που οδηγούν στην παχυσαρκία είναι πολλοί και διαφορετικοί. Επηρεάζονται από τα βιώματά μας και το χαρακτήρα μας. Οι περισσότεροι από τους παράγοντες αυτούς συνυπάρχουν. Παρακάτω αναφέρονται οι πιο σημαντικοί.

Συναισθηματική ανακούφιση

Το αίσθημα κορεσμού που προκαλεί η λήψη τροφής, μειώνει τα έντονα συναισθήματα και καλύπτει τα συναισθηματικά κενά. Πολλές φορές οδηγούμαστε στην υπερφαγία αναζητώντας την κάλυψη ή την αντικατάσταση των συναισθημάτων. Αυτό έχει ως αποτέλεσμα την πρόσληψη τροφής για την ανακούφιση συναισθημάτων και όχι για την ικανοποίηση της πείνας μας.

Παλινδρόμηση

Από τη βρεφική ηλικία ταυτίζουμε την πρόσληψη τροφής με αισθήματα ασφάλειας και ικανοποίησης. Όταν δεν υπάρχει ασφάλεια στο περιβάλλον μας ή στο συναισθηματικό μας κόσμο, καταφεύγουμε στη λήψη τροφής για να την δημιουργήσουμε. Δηλαδή επιστρέφουμε ασυνείδητα στα αισθήματα ασφάλειας που προκαλεί στο βρέφος και στο παιδί η λήψη τροφής.

Αυτοτιμωρία

Η αυτοτιμωρία αναφέρεται πολύ συχνά από τα υπέρβαρα άτομα. Συνήθως οδηγούμαστε στην υπερβολική πρόσληψη τροφής ως αντίδραση σε κάποιο γεγονός, μέχρι που ο κορεσμός προκαλεί πόνο. Συγχρόνως ο πόνος είναι και ψυχολογικός γιατί συνοδεύεται από συναισθήματα αποτυχίας. Έτσι έχουμε ως αποτέλεσμα τη μεγάλη πρόσληψη θερμίδων για να τιμωρήσουμε τον εαυτό μας γιατί είναι αποτυχημένος.

Σύνδεση λήψης τροφής με συμπεριφορές

Ουσιαστικά είναι οι κακές μας συνήθειες. Μαθαίνουμε τον εαυτό μας να αναζητά συγκεκριμένες τροφές σε συγκεκριμένες καταστάσεις. Όπως για παράδειγμα, όταν βλέπουμε τηλεόραση, όταν είμαστε με φίλους, όταν καθόμαστε στον υπολογιστή.

Αρνητικές σκέψεις

Οι αρνητικές σκέψεις εμφανίζονται πολύ εύκολα και συχνά στους περισσότερους ανθρώπους. Οι αρνητικές σκέψεις των υπέρβαρων συνήθως περιλαμβάνουν την αποτυχία, την μειωμένη αυτοπεποίθηση και την μειωμένη αυτό-αποτελεσματικότητα. Επίσης υπάρχει η γενίκευση των παραπάνω σε όλους τους τομείς της ζωής. Οι αρνητικές σκέψεις μας δυσκολεύουν να κάνουμε την αρχή στην προσπάθεια που μας ενδιαφέρει, αλλά και να την συνεχίσουμε, πετυχαίνοντας τους στόχους μας.

Αυτοεκπληρούμενη προφητεία

Έχει αποδειχτεί ότι συμπεριφερόμαστε ανάλογα με τα χαρακτηριστικά που μας αποδίδουν. Για παράδειγμα το υπέρβαρο παιδί από μικρό λαμβάνει μηνύματα από την οικογένεια του και από το περιβάλλον του τα οποία ορίζουν το προφίλ ενός υπέρβαρου ατόμου. Μαθαίνει να συμπεριφέρεται υιοθετώντας τα χαρακτηριστικά αυτά, ενώ συγχρόνως του περνάνε το μήνυμα ότι δεν θα τα καταφέρει ποτέ να αδυνατίσει. Το ίδιο ισχύει και για τους ενήλικες. Πολλοί παχύσαρκοι ή υπέρβαροι καταδικάζουν τον εαυτό τους και πιστεύουν ότι δεν θα καταφέρουν ποτέ να αδυνατίσουν. Η ιδέα αυτή τους εμποδίζει να ολοκληρώσουν μια αποτελεσματική προσπάθεια.

Εξάρτηση

Κάποιες τροφές με υψηλά λιπαρά, υψηλή περιεκτικότητα σε ζάχαρη και αλάτι προκαλούν εξάρτηση. Όπως για παράδειγμα τα φαγητά από fast-food και η σοκολάτα.

Απόρριψη

Η απόρριψη είτε είναι ερωτική, είτε είναι σε επαγγελματικό ή κοινωνικό επίπεδο δημιουργεί έντονα κενά. Όπως προαναφέρθηκε τα συναισθηματικά κενά, πολλές φορές αναζητούμε να τα καλύψουμε με την πρόσληψη τροφής.

Μετατόπιση

Μέσω αυτού του μηχανισμού, μετατίθεται η πηγή ψυχολογικών προβλημάτων σε άλλο αίτιο. Στις περιπτώσεις αυτές η παχυσαρκία αντικαθιστά άλλα ψυχολογικά προβλήματα. Για παράδειγμα μπορεί να συνυπάρχει διαταραχή άγχους, η οποία να εμφανίζεται σαν διαταραχή της εικόνας του σώματος και όχι με τα συνηθισμένα συμπτώματα άγχους. Το ίδιο μπορεί να ισχύει σε κάποιον που έχει κατάθλιψη, ο οποίος να εμφανίζει τα προβλήματά του που σχετίζονται με το βάρος και όχι κάποια καταθλιπτική συμπεριφορά.

Προβολή

Συμβαίνει όταν αρνούμαστε την πηγή του προβλήματος ή το ίδιο το πρόβλημα και το μεταθέτουμε σε εξωγενείς αιτίες ή άλλα πρόσωπα. Σε αυτές τις περιπτώσεις καταφέρνουμε να παρουσιάζουμε διαφορετικά τα αίτια της κατάστασης. Για παράδειγμα κάποιος που είναι υπέρβαρος αποδίδει την ευθύνη στο περιβάλλον του και να αρνείται ότι το πρόβλημα το έχει αυτός.

Άρνηση της πραγματικότητας

Μηχανισμός άμυνας είναι όταν προσπαθούμε να κρύψουμε στο υποσυνείδητο την πραγματικότητα, τις γνώσεις, τις εμπειρίες, τις μνήμες ή και συναισθήματα μας. Πολλές φορές, ο υπέρβαρος δεν αποδέχεται την κατάσταση, το μέγεθος του προβλήματός του, αλλά και την ποσότητα της τροφής που καταναλώνει. Αποφεύγει να σκέφτεται και να αναλύει την κατάσταση του βάρους του.

Αντίδραση

Συχνά εκδηλώνεται αντίθετη συμπεριφορά από την επιθυμητή ως αντίδραση στα «πρέπει» της δίαιτας. Θα το δούμε και παρακάτω στην θεωρία ψυχολογικής αναδραστικότητας.

Ελλιπής/μειωμένη σεξουαλική ζωή

Η μειωμένη σεξουαλική ζωή προκαλεί ματαίωση, κατάθλιψη και έντονο στρες. Η ελλιπής σεξουαλική ικανοποίηση συχνά υποκαθίσταται από την υπερβολική κατανάλωση φαγητού. Κάποιες τροφές σχετίζονται με την αναπλήρωση σεξουαλικών ενστίκτων, όπως πχ. η σοκολάτα.

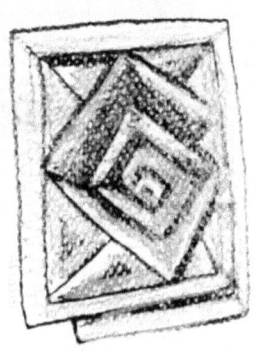

1.4.   Ο φαύλος κύκλος της παχυσαρκίας

Το αυξημένο σωματικό βάρος μειώνει την αυτοεκτίμηση και την αυτοπεποίθηση μας και γενικότερα προκαλούνται αρνητικά συναισθήματα. Όσοι απογοητεύονται από την εξωτερική τους εμφάνιση δημιουργούν αυτοκαταστροφικές συμπεριφορές και καταλήγουν επανειλημμένα στην υπερβολική πρόσληψη τροφής. Οι παραπάνω συμπεριφορές όταν επαναλαμβάνονται γίνονται συνήθειες και έχουν ως αποτέλεσμα την πρόσληψη βάρους.

Στο σχήμα που ακολουθεί απεικονίζεται ο φαύλος κύκλος της παχυσαρκίας. Ουσιαστικά φαίνεται ότι η συμπεριφορά προκαλεί αύξηση στη λήψη τροφής, η οποία με τη σειρά της προκαλεί την επανάληψη της συμπεριφοράς.

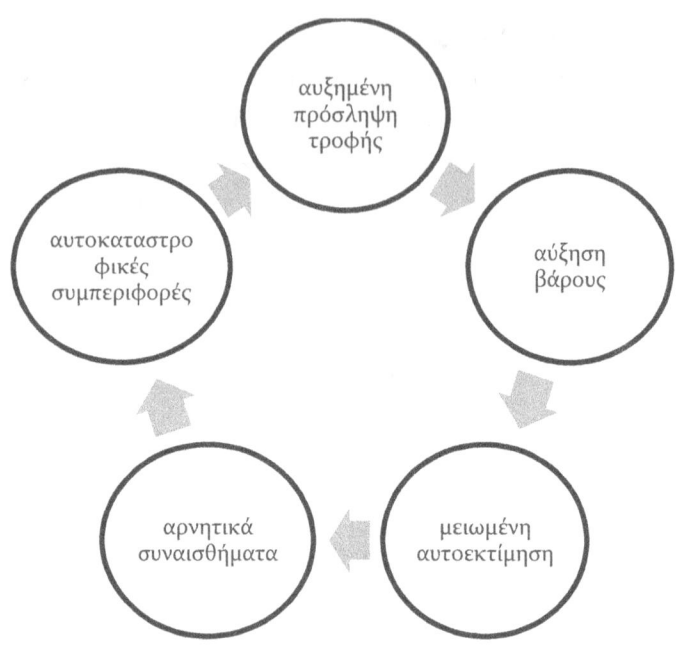

Ερωτήσεις αυτογνωσίας

-Τι ισχύει για τον εαυτό μου από τα παραπάνω;

-Τι με έχει επηρεάσει και συμπεριφέρομαι έτσι;

-Τι προσπαθώ να αντικαταστήσω ή να καλύψω με τη λήψη τροφής;

-Ποιος είναι ο δικός μου φαύλος κύκλος;

1.5. Ψυχολογικό προφίλ του υπέρβαρου

Συνήθως κάποιος με περισσότερα κιλά έχει χαμηλή αυτοπεποίθηση και χαμηλή αυτοεκτίμηση. Δηλαδή μειώνει τον εαυτό του και πιστεύει ότι δεν θα τα καταφέρει σε ότι επιδιώκει. Συγχρόνως τα βάζει με τον εαυτό του γιατί δεν είναι ευχαριστημένος από την εικόνα του σώματός του. Οι επανειλημμένες αποτυχίες στις προσπάθειες αδυνατίσματος και το ανεκπλήρωτο των στόχων, μειώνουν την ήδη χαμηλή αυτοπεποίθηση.

Η απογοήτευση από τον εαυτό μας, φέρνει με τη σειρά της αρνητικές σκέψεις και αρνητικά συναισθήματα. Ο συνδυασμός όλων αυτών είναι ότι χειρότερο μπορεί να κάνει κάποιος για να επηρεάσει αρνητικά την ψυχολογική του κατάσταση. Η κακή ψυχολογική κατάσταση που συνοδεύεται από καταστροφικές σκέψεις, έχει ως αποτέλεσμα τη χαμηλή παρακίνηση για την επίτευξη του στόχου αδυνατίσματος.

Ο χαμηλός αυτοέλεγχος ενισχύεται αρνητικά από τη χαμηλή αυτοπεποίθηση, τις αρνητικές σκέψεις και τα αρνητικά συναισθήματα. Άρα ο αυτοέλεγχος ως συμπεριφορά δεν βελτιώνεται. Αντίθετα μεγεθύνεται η απογοήτευση, για όποιον δεν είναι ικανοποιημένος από τον εαυτό του, επειδή δεν μπορεί να ελέγξει τη συμπεριφορά του.

Το υπέρβαρο άτομο «κρύβεται» ασυνείδητα πίσω από τα περιττά κιλά. Η αποφυγή της ερωτικής ζωής και η αποφυγή του ανταγωνισμού, μπορεί να είναι κάποιοι από τους λόγους που οδηγούν στην παχυσαρκία. Η σύνδεση του εαυτού μας με μια ογκώδη εικόνα του σώματος, μπορεί να ικανοποιεί κάποιους ασυνείδητους στόχους όπως το να νοιώθουμε ασφάλεια. Κάποιες φορές, εάν αδυνατίσουμε, δεν επιτρέπουμε στον εαυτό μας να αποδεχτεί τη νέα του εικόνα και να επαναπροσδιορίσει το ρόλο του. Οπότε και αυτός ο παράγοντας μπορεί να εμποδίσει την επίτευξη του στόχου του αδυνατίσματος.

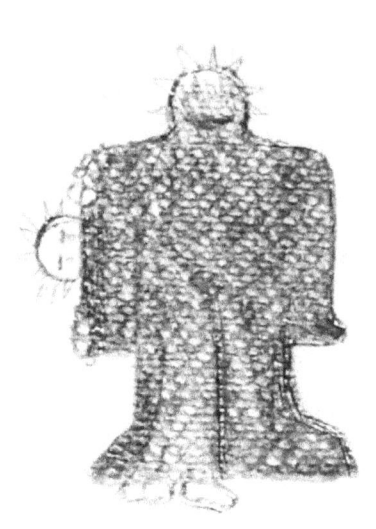

1.6.   Δικαιολογίες των υπέρβαρων

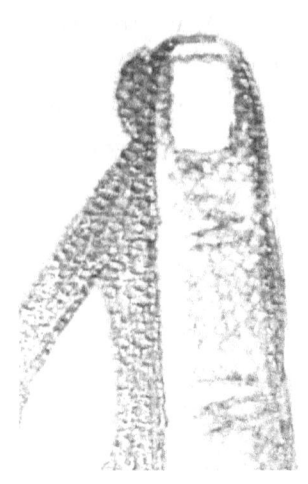

Δεν αναγνωρίζουν το πρόβλημα.
Αναγνωρίζουν το πρόβλημα αλλά δεν ανησυχούν για τον εαυτό τους.
Αναγνωρίζουν το πρόβλημα αλλά αποφεύγουν να ασχοληθούν με αυτό σε βάθος.
Αποφεύγουν σχετικές συζητήσεις, πληροφορίες, συμβουλές.
Επιρρίπτουν τις ευθύνες σε προβλήματα υγείας όπως πχ θυρεοειδής.
Κρύβονται πίσω από τα περιττά κιλά για να αποφύγουν κοινωνικές πιέσεις.

1.7.   Στιγματισμός των υπέρβαρων

Τα περιττά κιλά, ιδιαίτερα στις γυναίκες, κατακρίνονται στις δυτικές κοινωνίες. Γενικά έχουν αναπτυχθεί αρνητικές στάσεις, που με τη σειρά τους οδηγούν σε αρνητικές συμπεριφορές προς τους υπέρβαρους. Έρευνες έχουν δείξει ότι οι αρνητικές στάσεις για τα άτομα που είναι υπέρβαρα εντοπίζονται ακόμα και σε παιδιά 3 χρονών. Όπως και οι ενήλικες, τα υπέρβαρα παιδιά είναι θύματα κοινωνικού στιγματισμού. Παρατηρείται ότι ακόμα και τα ίδια τα υπέρβαρα παιδιά, αφομοιώνουν αρνητικές στάσεις κατά των

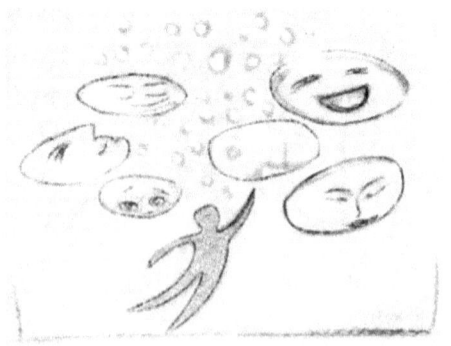

υπολοίπων παχύσαρκων. Τα αρνητικά αυτά στερεότυπα μπορεί να έχουν αρνητικές συνέπειες στην κοινωνική ανάπτυξη κατά την παιδική ηλικία όπως και κατά την εφηβεία.

Οι υπέρβαροι ενήλικες αντιμετωπίζονται με επιφυλάξεις λόγω του βάρους τους. Γενικότερα αποδίδονται χαρακτηριστικά στους υπέρβαρους όπως τεμπελιά, λαιμαργία, έλλειψη αυτοπεποίθησης, αδυναμία χαρακτήρα. Έχει παρατηρηθεί ότι οι επαγγελματίες υγείας εμφανίζουν πιο αρνητικές συμπεριφορές προς τους υπέρβαρους. Επίσης έχει παρατηρηθεί ότι οι γυναίκες στιγματίζονται περισσότερο από τους άντρες. Δυστυχώς όλα αυτά τα χαρακτηριστικά οδηγούν τον υπέρβαρο να κατηγορεί τον εαυτό του.

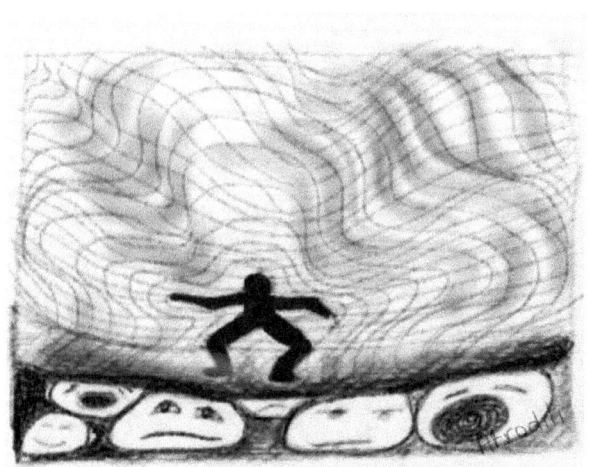

Όλα αυτά δεν σημαίνουν ότι όποιος έχει περιττά κιλά έχει ψυχολογικά προβλήματα. Υπέρβαροι που αδυνάτισαν έδειξαν:

✓ Βελτίωση στην ψυχολογία τους
✓ Βελτίωση διάθεσης
✓ Μείωση καταθλιπτικών συμπτωμάτων
✓ Βελτίωση στις κοινωνικές συναναστροφές
✓ Βελτίωση στην αυτοπεποίθηση

Σε επαναλαμβανόμενες ανεπιτυχείς προσπάθειες για απώλεια βάρους η ψυχολογική υποστήριξη μπορεί να είναι πολύ αποτελεσματική.

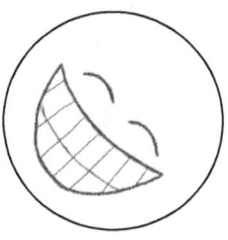

2. Εικόνα του σώματος

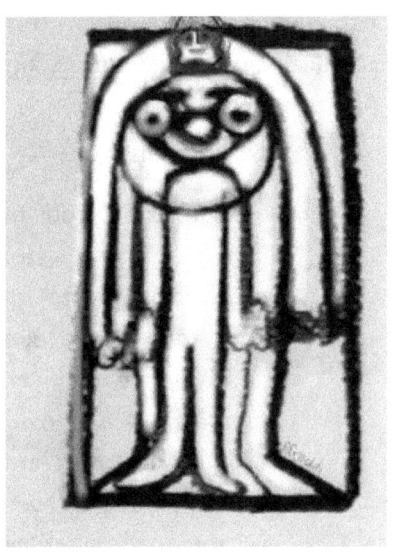

Η εικόνα του σώματος ως ψυχολογικός όρος, είναι η εντύπωση που έχουμε για την εξωτερική μας εμφάνιση και όχι το πώς δείχνουμε πραγματικά. Είναι βέβαιο ότι ο χαρακτήρας μας και η προσωπικότητα μας επηρεάζεται από το πώς βλέπουμε το σώμα μας.

Η λανθασμένη εντύπωση που μπορεί να έχουμε για την εικόνα του σώματός μας μπορεί να αποτελεί ψυχική διαταραχή. Δηλαδή, ψυχική διαταραχή είναι η νευρική ανορεξία. Το άτομο πιστεύει ότι έχει περιττά κιλά ενώ στην πραγματικότητα είναι πάρα πολύ αδύνατο. Υπάρχει διαταραγμένη αντίληψη της πραγματικότητας.

Η αποδοχή της εικόνας μας ή η απόρριψη της εικόνας μας από το κοινωνικό σύνολο, είναι η αιτία που δημιουργούνται τα σχετικά προβλήματα. Η εμφάνιση μας παίζει σημαντικό ρόλο στην εξέλιξη της ζωής μας. Για παράδειγμα έχει παρατηρηθεί ότι οι εμφανίσιμοι άνθρωποι είναι πιο πιθανό να βρουν δουλειά. Επίσης, έχει παρατηρηθεί ότι στο δικαστήριο οι εμφανίσιμοι άνθρωποι κρίνονται ένοχοι πιο σπάνια.

Η εικόνα του σώματος συνοδεύει τον άνθρωπο σε όλη του τη ζωή. Όλοι θα έχουμε παρατηρήσει ή θα θυμόμαστε από τα παιδικά μας χρόνια ότι τα εύσωμα παιδάκια ή τα παιδάκια με κάποια ιδιαιτερότητα τα κοροϊδεύουν και δεν τα παίζουν οι συμμαθητές τους, αντίθετα τα εμφανίσιμα παιδιά είναι συνήθως πιο δημοφιλή.

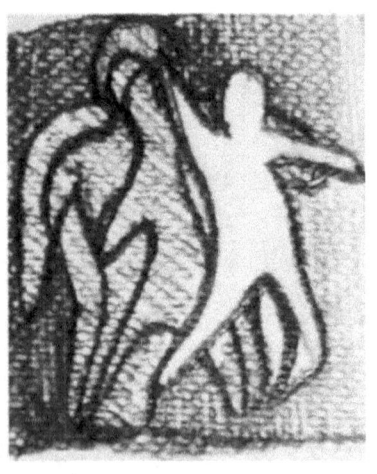

Μελέτες δείχνουν ότι τα πολύ όμορφα άτομα δεν έχουν μεγαλύτερη αυτοεκτίμηση από το μέσο όρο. Ακόμα και οι πιο όμορφοι άνθρωποι κοιτάζονται στον καθρέπτη από ανασφάλεια και όχι από ματαιοδοξία. Ενώ πολλές φορές πιστεύουν ότι οι όλοι τους κρίνουν για την ομορφιά τους χωρίς να υπολογίζουν το χαρακτήρα και την προσωπικότητα τους, κάτι που μειώνει τη συνολική τους αυτοπεποίθηση.

Γενικότερα οι γυναίκες κρίνονται πολύ περισσότερο από την εμφάνισή τους από ότι οι άντρες. Συνολικά δέχονται μεγαλύτερη πίεση για να διατηρήσουν την εμφάνιση τους σύμφωνα με τα πρότυπα της εποχής. Έχει βρεθεί ότι όταν κοιτάμε φωτογραφίες πολύ αδύνατων μοντέλων μπορεί να προκληθούν αισθήματα θλίψης, άγχους, ενοχές, ντροπή, ανασφάλεια και απογοήτευση. Περισσότερες από 8 στις 10 γυναίκες είναι ανικανοποίητες από την εξωτερική τους εμφάνιση.

Αισθανόμαστε μεγαλύτερη απογοήτευση από το σώμα μας όταν είμαστε σε κακή διάθεση κάτι που δείχνει ότι η εικόνα του σώματος σχετίζεται άμεσα με την ψυχολογία. Επίσης αισθανόμαστε μεγαλύτερη απογοήτευση από το σώμα μας όταν από παιδιά μας πείραζαν για την εμφάνιση μας, όταν δεν γυμναζόμαστε και μετά από μεγάλη κατανάλωση τροφής η οποία συνοδεύεται από τύψεις.

Η εικόνα του σώματος σχετίζεται με:

- Την αυτοπεποίθηση
- Την αυτοεκτίμηση
- Τις διαταραχές διάθεσης (πχ κατάθλιψη, μανία)
- Τις αγχώδεις διαταραχές
- Αισθήματα θυμού προς τον εαυτό αλλά και το κοινωνικό σύνολο
- Τη συνολική αυτοκριτική μας
- Η εξέλιξη της εικόνας του σώματος

2.1. Η εξέλιξη στην ιστορία της εικόνας του σώματος

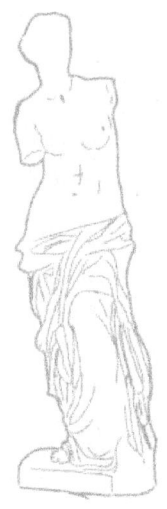

Στην αρχαιότητα το ιδανικό σώμα των αντρών ήταν το γυμνασμένο σώμα ενώ οι γυναίκες από ότι φαίνεται στις απεικονίσεις είχαν τις καμπύλες τους.

Το 1500 οι γυναίκες επιδίωκαν το σώμα τους να έχει σχήμα καμπάνας, με μεγάλη περιφέρεια και φόραγαν κορσέδες για να πιέζουν το στήθος τους.

Το 1700 οι κορσέδες ήταν στενά δεμένοι στη μέση δημιουργώντας αρκετά προβλήματα υγείας.

Στην περίοδο 1800-1900 το ιδανικό σώμα ήταν παχουλό, με τεχνητά μικροσκοπική μέση δίνοντας έμφαση στα ισχία και τους γλουτούς.

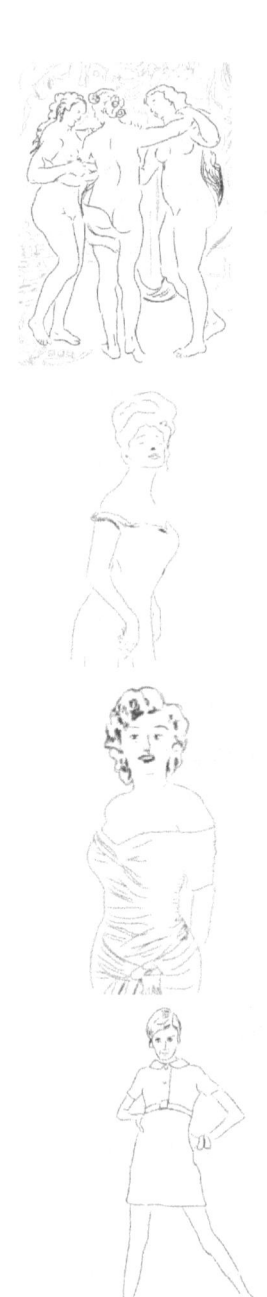

Στις αρχές του 1900 οι αδύνατες γυναίκες έγιναν της μόδας. Άρχισαν να ενδιαφέρονται για τον αθλητισμό και το ιδανικό βάρος.

Από το 1920 οι γυναίκες με μικρό στήθος ήταν της μόδας. Επίσης στις αρχές του 1900 γεννήθηκε η πλαστική χειρουργική με επεμβάσεις στο πρόσωπο.

Το 1918 το βιβλίο «δίαιτα και υγεία» έγινε μπεστ-σέλερ.

Η δεκαετία του '30 έφερε πίσω τον κορσέ ενώ παράλληλα ιδανικά ήταν τα αδύνατα ισχία.

Από τη δεκαετία του '50 η Marilyn Monroe φέρνει πάλι στη μόδα τις καμπύλες.

Το '60 το αδύνατο σώμα έγινε ο πιο σημαντικός δείκτης της φυσικής ελκυστικότητας έχοντας ως πρότυπο την εμφάνιση της Twiggy. Η οποία ζύγιζε μόλις '40 κιλά και είχε ύψος 1,70. Επίσης το '60 έκανε την εμφάνιση της και η Barbie, η γνωστή κούκλα με αφύσικο σώμα.

Το '70 οι Hippies ήταν της μόδας αλλά οι γυναίκες ακόμα ήθελαν αδύνατη μέση και μεγάλο στήθος.

Το 1975 κορυφαία μοντέλα ζύγιζαν κατά μέσο όρο 8% λιγότερο από το μέσο όρο των γυναικών.

Μετά το '80 το αδύνατο σώμα παραμένει σαν πρότυπο, όμως απαιτείται να είναι γυμνασμένο. Της μόδας ήταν η δίαιτα και η άσκηση. Το ιδανικό γυμνασμένο σώμα

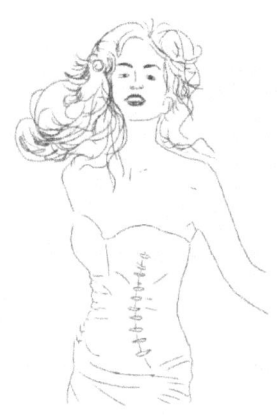

συνοδευόταν από καμπύλες.

Στις αρχές του '90 το αδύνατο σώμα έγινε περισσότερο της μόδας, αυξήθηκε το ενδιαφέρον για τον αθλητισμό.

Το '90 το ιδανικό σώμα είναι αδύνατο με μεγάλο στήθος με πρότυπο την Pamela Anderson.

Σήμερα τα μοντέλα ζυγίζουν 23% λιγότερο από το μέσο όρο των γυναικών, ενώ χρησιμοποιούνται πολλά τεχνητά μέσα για να επιτευχθεί η βελτίωση της εικόνας του σώματός.

2.2. Επιρροές στην εικόνα του σώματος

ΜΜΕ και εικόνα του σώματος

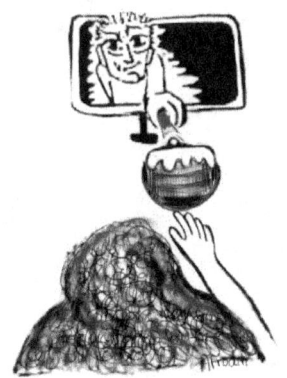

Οι εσωτερικές ψυχολογικές πιέσεις για την εικόνα του σώματος, γίνονται ακόμα ποιο έντονες με τον καθημερινό βομβαρδισμό προτύπων, από τα μέσα μαζικής ενημέρωσης. Προβάλλονται διαρκώς μηνύματα για την ομορφιά τα οποία μας επηρεάζουν συνειδητά ή ασυνείδητα και καθορίζουν τα δικά μας πρότυπα ομορφιάς.

Ο καταιγισμός πληροφοριών για την εικόνα του σώματος μας οδηγεί στην ανασφάλεια και τη διαρκή αναζήτηση της βελτίωσης. Η αποτελεσματική βελτίωση της εικόνας του σώματος, βοηθάει το άτομο να αποδέχεται καλύτερα το σώμα του και τον εαυτό. Όμως αν δεν υπάρχει ικανοποιητική βελτίωση, τα αποτελέσματα είναι δυστυχώς τα αντίθετα.

Τα παιδικά παιχνίδια

Οι κούκλες που απευθύνονται στα μικρά κοριτσάκια είναι ένας λόγος που μπορεί να τα οδηγήσει σε διαταραχές της εικόνας του σώματος και σε εξωφρενικές δίαιτες. Τα σώματα που έχουν οι κούκλες φαίνονται πολύ όμορφα και κανένας δεν συνειδητοποιεί ότι είναι αφύσικα. Αν η κούκλα Barbie ήταν κανονική γυναίκα θα ήταν περίπου 54 κιλά με ύψος 1,82. Συγκριτικά η μέση γυναίκα ζυγίζει 66 κιλά και έχει ύψος 1,65. Επίσης οι αλλαγές που πρέπει να γίνουν στο σώμα μιας γυναίκας για να γίνει σαν την κούκλα είναι οι εξής:

- να αυξήσει την περιφέρεια του στήθους της κατά 13 εκατοστά
- να αυξήσει το λαιμό της κατά 7,5 εκατοστά
- να αυξήσει το ύψος της κατά 17 εκατοστά
- να μειώσει την περιφέρεια της μέσης της κατά 15 εκατοστά

Δυστυχώς κανένα κοριτσάκι όταν παίζει με τις κούκλες του δεν σκέφτεται τα παραπάνω. Οι πιο συνηθισμένες σκέψεις είναι «πώς θα αποκτήσω και εγώ αυτό το σώμα» και «πόσο άσχημο δείχνει το σώμα μου σε σχέση με της κούκλας». Τα παιδιά πρέπει να έχουν κάποιες βάσεις ώστε να μπορέσουν να κρίνουν αυτά τα παιχνίδια και να μην τα επηρεάζουν στη διαμόρφωση της αντίληψής τους για το σώμα τους.

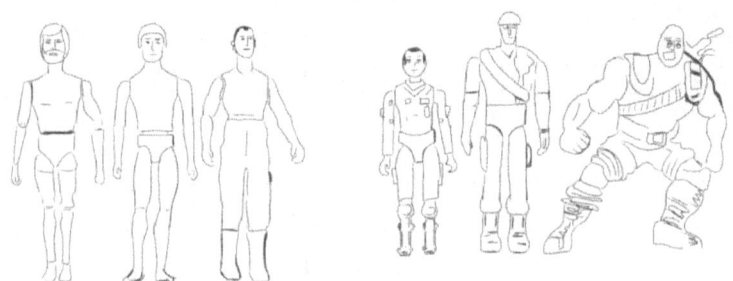

Στην παραπάνω εικόνα φαίνεται η εξέλιξη του σώματος των ηρώων G.I.Joe τα τελευταία 30 χρόνια.

Το αντίθετο συμβαίνει με τα παιδικά παιχνίδια που απευθύνονται σε μικρά αγόρια. Δηλαδή προβάλουν το «τεράστιο» σώμα. Ο ιδανικός άντρας της εποχής μας είναι μυώδης, χωρίς λίπος, χωρίς τρίχες και το ιδανικό σώμα έχει σχήμα V. Δηλαδή φαρδιές πλάτες και αδύνατος κορμός και πόδια. Δυστυχώς ο μέσος άντρας έχει πολύ λίγες ελπίδες να πετύχει το ιδανικό σώμα χωρίς:

- Να αναπτυχθεί ακραία και αφύσικα
- Να χρησιμοποιεί υπερβολική γυμναστική
- Να κάνει εξαντλητικές δίαιτες
- Να κάνει τη χρήση συμπληρωμάτων και αναβολικών ουσιών

Δεξιά φαίνεται η εικόνα ενός παιδικού ήρωα. Κάνει μεγάλη εντύπωση η αυξημένη του μυϊκή μάζα. Αν το σκεφτούμε καλύτερα τα παιδικά παιχνίδια μας βοηθάνε να εξοικειωνόμαστε με αυτό το σώμα.

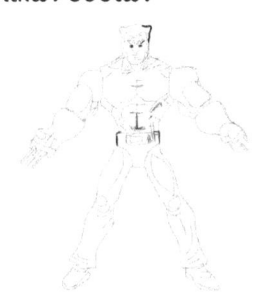

Ερωτήσεις αυτογνωσίας

-Αναζητούμε φωτογραφίες από παιδικά παιχνίδια που προβάλουν μια τέλεια ή υπερφυσική εικόνα του σώματος.
-Πως αυτές οι εικόνες μπορούν να επηρεάσουν τα παιδιά;
-Θυμάμαι τι με επηρέαζε όταν ήμουν παιδί;

Οι διαφημίσεις

Οι διαφημίσεις προβάλουν την εικόνα του ωραίου σώματος και γενικότερα της ομορφιάς, σαν πρότυπο για την ιδανική ζωή. Αν παρατηρήσουμε στις διαφημίσεις, στα περιοδικά αλλά και στην τηλεόραση, σχεδόν σε όλες βλέπουμε αδύνατες γυναίκες και γυμνασμένους άντρες. Επίσης οι διαφημίσεις συσχετίζουν την επιτυχία

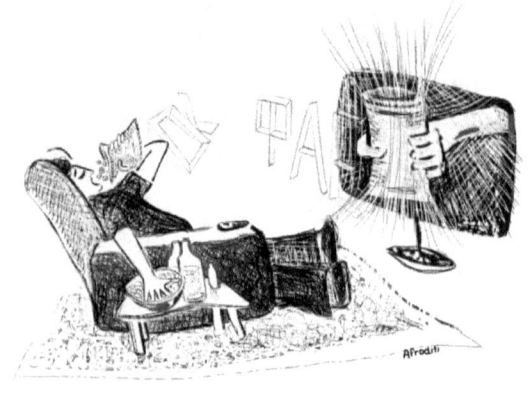

σε όλους τους τομείς της ζωής με την εικόνα του ωραίου γυμνασμένου σώματος στους άντρες και την εικόνα της αδύνατης γυναίκας.

Η επεξεργασία των φωτογραφιών και των βίντεο γίνεται στις μέρες μας τόσο επιτυχημένα που πολλές φορές δεν την αντιλαμβανόμαστε. Σπάνια τα αποτελέσματα που παρουσιάζονται στις διαφημίσεις είναι τόσο υπερβολικά που φαίνονται αφύσικα και ίσως μας βάλουν στη διαδικασία να το σκεφτούμε. Καλό θα είναι όταν βλέπουμε τηλεόραση ή όταν διαβάζουμε περιοδικά να παρατηρούμε όλα τα παραπάνω και να μην αφήνουμε τον εαυτό μας να κάνει ασυνείδητες συγκρίσεις με τα μοντέλα, οι οποίες οδηγούν σε απογοήτευση.

Ερωτήσεις αυτογνωσίας

-Εντοπίζουμε και παρατηρούμε φωτογραφίες σε περιοδικά και στο διαδίκτυο με άτομα που προβάλλονται έχοντας το «ιδανικό σώμα».
-Από τι επηρεάζεται το πρότυπο που έχουμε για το «ιδανικό σώμα»;
-Πόσο μεγάλη είναι η επίδραση όλων αυτών πάνω μας;
-Μπορούμε να θυμηθούμε μια διαφήμιση που προβάλλει το ωραίο σώμα;
-Αναλύουμε την διαφήμιση αυτή απαντώντας στις παρακάτω ερωτήσεις:
    -Πως προβάλλεται το ωραίο σώμα;
    -Όλα αυτά βρίσκονται στην καθημερινή ζωή μας;
    -Ποια είναι τα μηνύματα που θέλουν να μας περάσουν;
    -Υπάρχουν στοιχεία για το προϊόν που δεν αναφέρονται;
    -Υπάρχουν ψέματα και υπερβολές;
    -Σε τι βαθμό κρίνω τον εαυτό μου από την εμφάνισή του;
    -Πόσο κρίνω τους άλλους βάσει της εμφάνισή τους;

3. Ψυχολογία της Δίαιτας

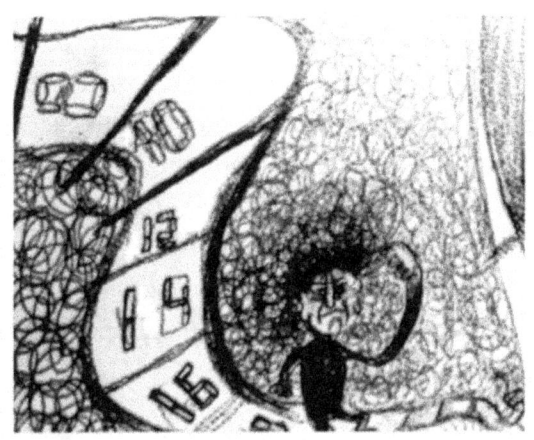

3.1. Συνέπειες της δίαιτας στο σώμα μας

Δίαιτα κάνουμε όταν μειώνουμε τις θερμίδες που προσλαμβάνουμε, με σκοπό την απώλεια βάρους. Οι αυστηρές δίαιτες που προτείνονται για την γρήγορη απώλεια βάρους φορτίζουν την σωματική αλλά και τη ψυχολογική μας κατάσταση.

Οι περισσότεροι όταν κάνουν δίαιτα έχουν πολύ υψηλές απαιτήσεις από τον εαυτό τους και στοχεύουν στην μεγάλη απώλεια βάρους σε σύντομο χρονικό διάστημα. Όμως η μεγάλη και απότομη μείωση της τροφής μπορεί να δημιουργήσει διάφορα προβλήματα στον οργανισμό μας. Το κυριότερο είναι ότι δεν προσλαμβάνουμε τα θρεπτικά συστατικά που είναι αναγκαία.

Από τις λανθασμένες δίαιτες μπορεί να προκληθούν προβλήματα στην υγεία όπως τα παρακάτω:

-Ατονία   -Αδυναμία συγκέντρωσης
-Κόπωση   -Πονοκέφαλος
-Ζάλη   -Οστεοπόρωση
-Αφυδάτωση   -Ξηροδερμία
-Τριχόπτωση   -Διαταραχές στην έμμηνο ρύση

Έρευνα που πραγματοποιήθηκε σε πειραματόζωα τα οποία υποβλήθηκαν σε δίαιτα έδειξε ότι αυξήθηκαν τα επίπεδα τους άγχους, καθώς επίσης εμφανίστηκαν συμπτώματα καταθλιπτικής συμπεριφοράς. Σημαντικό είναι ότι τροποποιήθηκαν κάποια γονίδια που ρυθμίζουν το στρες και τη διατροφή. Αποτέλεσμα της δίαιτας, ήταν τα πειραματόζωα υπο συνθήκες στρες, να τρώνε ακόμα περισσότερο από πριν. Ενώ αφότου επέστρεψαν στην κανονική διατροφή τους και στο προηγούμενο βάρος τους, παρατηρήθηκαν μόνιμες αλλαγές στο DNA τους.

ΠΡΟΣΟΧΗ: τα φάρμακα αδυνατίσματος που πωλούνται στο εμπόριο και υπόσχονται αδυνάτισμα χωρίς κόπο, έχουν σημαντικές παρενέργειες. Κάποια από τα φάρμακα αυτά δεν είναι εγκεκριμένα από τον Εθνικό Οργανισμό Φαρμάκων και διακινούνται παράνομα. Κάποια άλλα πωλούνται με ιατρική συνταγή όμως δεν ενδείκνυται η χορήγησή τους σε υγιή άτομα. Μερικές από τις παρενέργειες που εμφανίζονται από τα φάρμακα αδυνατίσματος είναι:

- Αλλαγές στην ψυχική διάθεση   -Αϋπνία
- Αύξηση της αρτηριακής πίεσης   -Δυσκοιλιότητα
-Ταχυπαλμία   -Εφίδρωση
-Υπερένταση   -Πονοκέφαλος
- Καρδιολογικά προβλήματα

3.2. Ψυχολογία της δίαιτας

Άγχος και στρες

Οι δίαιτες μας προκαλούν στρες και άγχος. Στρες έχουμε όταν πιέζουμε τον εαυτό μας για κάποιο λόγο και άγχος όταν υπάρχει αβεβαιότητα και φόβος για το αποτέλεσμα. Το στρες και το άγχος είναι σημαντικοί λόγοι για να μην είναι αποτελεσματική η δίαιτα.

Το στρες στην δίαιτα προκαλείται από την πίεση που ασκούμε στον εαυτό μας όταν μειώνουμε την ποσότητα τροφής. Αν αισθανόμαστε περιορισμένοι στις διατροφικές μας επιλογές, ή αν αισθανόμαστε δεσμευμένοι στο πρόγραμμα αδυνατίσματος τότε έχουμε στρες. Δίαιτα υπό συνθήκες στρες είναι πολύ δύσκολο να επιτύχει.

Το άγχος στη δίαιτα προκαλείται όταν φοβόμαστε ότι θα πεινάμε συνεχώς και πιστεύουμε ότι θα χάσουμε την ευχαρίστηση από τη ζωή μας. Επίσης άγχος προκαλείται όταν πιστεύουμε ότι δεν θα τα καταφέρουμε στην προσπάθεια αδυνατίσματός μας. Η δίαιτα δηλαδή μας προκαλεί στρες με τον περιορισμό στην ποσότητα της τροφής και μας προκαλεί άγχος με το προσδοκώμενο αποτέλεσμα. Ο συνδυασμός αυτός εγγυάται για την αποτυχία της!

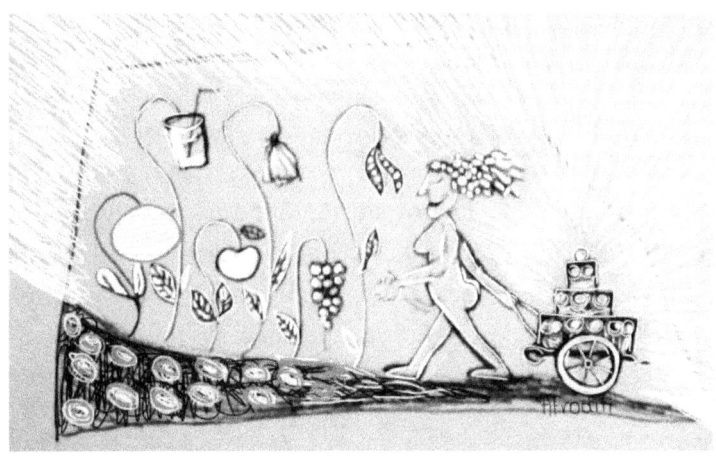

Αυτοπεποίθηση και αυτοεκτίμηση

Αυτοπεποίθηση είναι η πίστη στον εαυτό μας ότι μπορούμε να τα καταφέρνουμε στους στόχους που θέτουμε. Υψηλή αυτοπεποίθηση έχει όποιος πιστεύει ότι μπορεί να τα καταφέρει και χαμηλή όποιος πιστεύει ότι θα αποτύχει. Η αυτοπεποίθηση είναι σημαντικός παράγοντας για την επιτυχία μιας προσπάθειας αδυνατίσματος.

Οι αποτυχημένες προσπάθειες αδυνατίσματος και η επαναπρόσληψη των χαμένων κιλών αποτελούν αρνητικό παράγοντα για την αυτοπεποίθηση μας. Κάποιος που έχει κάνει πολλές αποτυχημένες δίαιτες, είναι φυσιολογικό να μην πιστεύει στις δυνάμεις του όταν ξεκινάει μια καινούρια προσπάθεια.

Αυτοεκτίμηση είναι η εντύπωση που έχουμε για τον εαυτό μας. Η αυτοεκτίμηση αυξάνεται όταν είμαστε ικανοποιημένοι από τον εαυτό μας και μειώνεται όταν απογοητευόμαστε. Οι αποτυχημένες προσπάθειες αδυνατίσματος και η απογοήτευση από την εικόνα του σώματός μας μειώνουν την αυτοεκτίμηση μας. Η υψηλή αυτοεκτίμηση σχετίζεται με την υψηλή αυτοπεποίθηση και παίζουν σημαντικό ρόλο στην επιτυχία του αδυνατίσματος.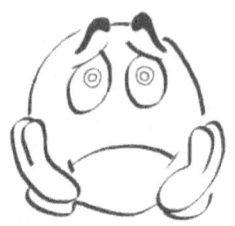

Αυτοκαταστροφή και Αυτοτιμωρία

Η αυτοκαταστροφή και η αυτοτιμωρία είναι τρόποι εκτόνωσης των συναισθημάτων στον ίδιο μας τον εαυτό. Μπορεί να προκαλούνται από την απογοήτευση που έχουμε για τον εαυτό μας ή να προκαλούνται απο άτομα του περιβάλλοντός μας. Αποτέλεσμα της απογοήτευσης είναι να ξεσπάμε και να θέλουμε να τιμωρήσουμε τον εαυτό μας γιατί δεν είναι τέλειος.

Τα συναισθήματα θυμού προς τον εαυτό μας μπορεί να μας οδηγήσουν στην αυτοκαταστροφή. Γενικά τα συναισθήματα θυμού πρέπει να εκτονώνονται. Αν αυτά αφορούν το πρόγραμμα αδυνατίσματος τότε το πιο πιθανό είναι να διακοπεί ή να έχουμε τα ακριβώς αντίθετα αποτελέσματα από αυτά που προσδοκούμε.

Τα συναισθήματα θλίψης επίσης μπορεί να μας οδηγήσουν στην αυτοκαταστροφή. Η θεωρία του Φρόιντ συσχετίζει την αυτοκαταστροφή με το ένστικτο του θανάτου και υποστηρίζει ότι οδηγούμε τον εαυτό μας προς τα εκεί κατά τη διάρκεια της ζωής μας.

Η θεωρία της ψυχολογικής αναδραστικότητας

Η θεωρία της ψυχολογικής αναδραστικότητας είναι ουσιαστικά η θεωρία αντίδρασης στο απαγορευμένο. Δηλαδή κάθε φορά που μια επιθυμητή συμπεριφορά πρόκειται να απαγορευτεί, το άτομο υφίσταται μια κατάσταση αντίδρασης καθώς αισθάνεται ότι αμφισβητείται η ελευθερία του και προσπαθεί με κάθε τρόπο να την ανακτήσει.

Στη συνέχεια η απαγορευμένη συμπεριφορά αξιολογείται πιο θετικά. Στην προκειμένη περίπτωση η δίαιτα περιέχει πολλές απαγορεύσεις και

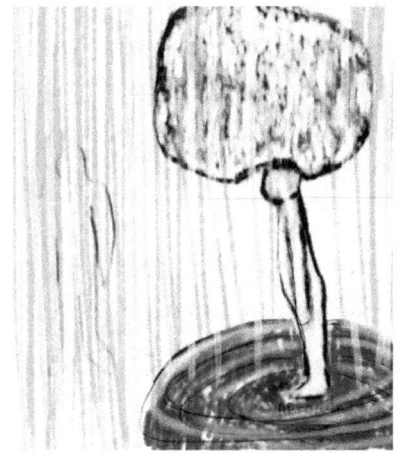

μπορεί αντιδραστικά να εκδηλωθεί διαφορετική, ίσως και αντίθετη συμπεριφορά από την προτεινόμενη. Έτσι εξηγούνται διάφορα ξεσπάσματα και ατασθαλίες που γίνονται κατά τις περιόδους δίαιτας. Παράλληλα μπορεί να εμφανιστούν στοιχεία επιθετικότητας προς τον εαυτό μας ή προς τους άλλους, αν κάνουν κάποια παρατήρηση σχετικά με το κομμάτι της δίαιτας.

3.3. Τα λάθη στις δίαιτες

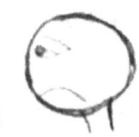 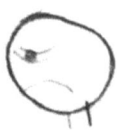 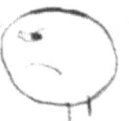 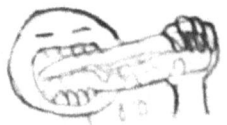

Το μεγαλύτερο λάθος που κάνουν οι περισσότεροι άνθρωποι είναι ότι θέτουν ως στόχο την γρήγορη και μεγάλη απώλεια βάρους και έχουν πολύ υψηλές απαιτήσεις από τον εαυτό τους. Ο στόχος για να χάσουμε πολλά κιλά μας φαίνεται ακατόρθωτος. Όπως είδαμε μας προκαλεί στρες και άγχος. Συμπερασματικά είναι πιο σωστό να θέτουμε ως στόχο την αλλαγή του τρόπου ζωής και όχι τη μεγάλη απώλεια βάρους.

Ένα ακόμη λάθος είναι η αντίληψη ότι τη δίαιτα θα την κάνουμε για ένα συγκεκριμένο διάστημα και έπειτα θα επιστρέψουμε στις παλιές μας συνήθειες. Είναι βέβαιο ότι καμία δίαιτα δεν μπορεί να πραγματοποιείται για μικρό χρονικό διάστημα και το βάρος να διατηρείται χαμηλό για πάντα. Συμπαιρένουμε ξανά ότι η μόνιμη αλλαγή του τρόπου ζωής θα επιφέρει μόνιμα αποτελέσματα.

Στις δίαιτες πολύ σοβαρό λάθος είναι η μεγάλη μείωση των θερμίδων. Ο οργανισμός βρίσκεται υπο συνθήκες στέρησης και είναι απόλυτα φυσιολογικό κάποια στιγμή να αντιδράσει. Όσο μεγαλύτερη και απότομη είναι η μείωση των θερμίδων τόσο πιο πολλές πιθανότητες έχουμε να αποτύχουμε πιο σύντομα και να σταματήσουμε το πρόγραμμα αδυνατίσματος.

Ο οργανισμός έχει την τάση να προσπαθεί να επιστρέψει στην ισσοροπία που είχε στο προηγούμενο βάρος του. Για το λόγο αυτό όταν δεν λαμβάνουμε κάποιο γεύμα ή όταν μειώνουμε την ποσότητα της τροφής τα συμπτώματα πείνας είναι εντονότερα. Οι πολλές αποτυχημένες προσπάθειες δίαιτας μακροχρόνια οδηγούν στην πρόσληψη βάρους και όχι στη απώλεια. Επαναλαμβάνουμε τη σημαντικότητα που έχει η αλλαγή του τρόπου ζωής και όχι η προσωρινή δίαιτα.

Ψυχολογικό λάθος στις δίαιτες είναι η σύνδεση της λήψης τροφής με την ευχαρίστηση. Όσοι κάνουν δίαιτα βάζουν αυστηρούς όρους στον εαυτό τους και αισθάνονται ότι χάνουν τις απολαύσεις της ζωής. Αν αισθανόμαστε μεγάλη στέρηση τότε είναι σχεδόν βέβαιο ότι θα αποτύχουμε. Η δίαιτα θα πρέπει να μας δίνει θετική ανατροφοδότηση, πρέπει να είναι κάτι που το απολαβάνουμε όταν το κάνουμε.

3.4. Ο φαύλος κύκλος της δίαιτας

Όταν τα αποτελέσματα από τις δίαιτες είναι αρνητικά, μας οδηγούν σε αισθήματα απογοήτευσης, θυμού και αυτοκαταστροφής. Έτσι εύκολα δημιουργείται ο φαύλος κύκλος της αποτυχημένης δίαιτας. Κάποιος που πιέζεται όταν κάνει δίαιτα, θα αποτύχει. Η αποτυχία με τη σειρά της θα προκαλέσει έντονη συναισθηματική φόρτιση, με αυτοκαταστροφικές τάσεις, οι οποίες μας οδηγούν στην αύξηση της λήψης τροφής και στην πρόσληψη βάρους.

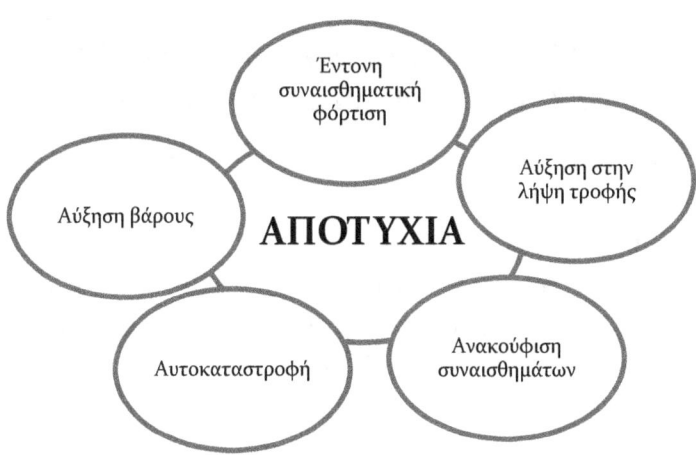

Όποιος ξεκινάει μια προσπάθεια απώλειας βάρους θα πρέπει πρώτα από όλα να είναι αποφασισμένος:

Για τις αλλαγές που πρέπει να πραγματοποιήσει στη ζωή του

και

Να διακατέχεται από ψυχική ηρεμία

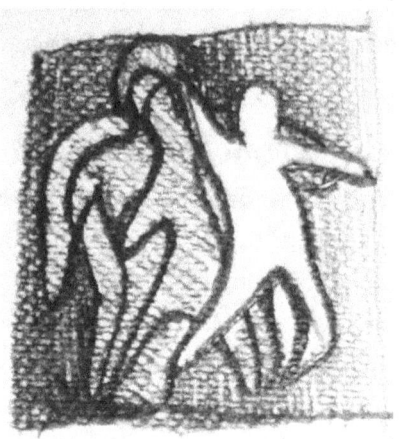

Η αναζήτηση της προσωπικής ισορροπίας θα πρέπει να είναι ο πρώτος μας στόχος και όχι η μάχη με τη ζυγαριά.

3.5. Τι θα κάνω για να επιτύχει η δίαιτα

Ο μόνος βέβαιος τρόπος για ένα επιτυχημένο αδυνάτισμα είναι η αλλαγή του τρόπου ζωής. Οι παρακάτω συμπεριφορές πρέπει να εφαρμοστούν για να έχουμε θετικά αποτελέσματα και να χάσουμε βάρος:

- ✓ **Η καθημερινή άσκηση**
- ✓ **Η κατανόηση του αισθήματος κορεσμού**

✓ **Η διακοπή σύνδεσης συναισθημάτων με την πρόσληψη τροφής**
✓ **Η Ανάπτυξη αυτοπεποίθησης**

3.6.   Αυτογνωσία

Εμβαθύνοντας στον εαυτό μας προσπαθούμε να εξηγήσουμε τη συμπεριφορά μας. Την ανάλυση μπορούν να τη βοηθήσουν οι απαντήσεις σε ερωτήματα όπως τα παρακάτω:

> -Πότε άρχισε το πρόβλημα με τις δίαιτες;
> -Τι το προκάλεσε τις πρώτες φορές;
> -Τι το προκαλεί τώρα;
> -Τι προηγήθηκε στη ζωή μου;
> -Τι προηγείται τώρα για να ξεκινήσει μια συμπεριφορά;
> -Ποιες είναι οι συνέπειες;

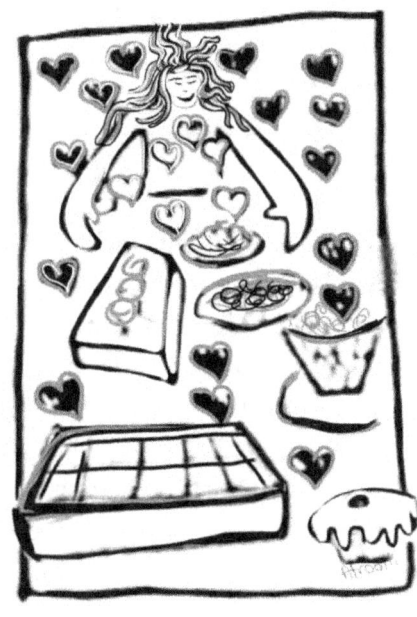

Αυτοπαρατήρηση

Παρατηρώντας τον εαυτό μας πριν, κατά τη διάρκεια, αλλά και μετά από την εκδήλωση μιας οποιαδήποτε συμπεριφοράς, μπορούμε να βγάλουμε πολύτιμα συμπεράσματα. Κάποιες φορές δεν έχουμε συνειδητοποιήσει το συναισθηματικό υπόβαθρο το οποίο μπορεί να προκαλέσει κάποια συμπεριφορά, όπως και τις σκέψεις που τη συνοδεύουν.

Όταν γνωρίζουμε και κατανοούμε τα συναισθήματά μας και τις συμπεριφορές που προκαλούν, τότε μπορούμε να τα ελέγξουμε καλύτερα. Αν επαναλαμβάνουμε συχνά κάποιες διατροφικές συμπεριφορές, μπορεί να τις έχουμε συνδέσει με συναισθήματα ή καταστάσεις χωρίς να το έχουμε καταλάβει.

Για παράδειγμα κοινές συμπεριφορές είναι η λήψη τροφής κατά την παρακολούθηση τηλεόρασης, κατά την χρήση ηλεκτρονικών υπολογιστών και πολύ συχνά διασκέδαση με καλή παρέα. Τις περισσότερες φορές η κατανάλωση τροφής περιλαμβάνει ανθυγιεινές τροφές όπως πατατάκια, γαριδάκια, ποπ-κορν και αναψυκτικά. Η αυτοπαρατήρηση αποτελεί το πρώτο βήμα για μια επιτυχημένη αλλαγή συμπεριφοράς.

Ερωτήσεις αυτογνωσίας
-Παρατηρούμε πριν καταναλώσουμε οποιοδήποτε τροφή αν πεινάγαμε πραγματικά ή αν το κάνουμε από συνήθεια   *-Μετά από την κατανάλωση κάποιας τροφής παρατηρούμε εάν αισθανόμαστε ότι χορτάσαμε*   *-Παρατηρούμε αν κάποιο συναίσθημα μας οδηγεί στην κατανάλωση τροφής (πχ άγχος, θλίψη, θυμός, χαρά)*   *-Παρατηρούμε το συναίσθημα που μας δημιουργεί η λήψη της συγκεκριμένης τροφής*

Πίνακας καταγραφής συνηθειών

Στον πίνακα που ακολουθεί μπορούμε να σημειώσουμε τις καθημερινές διατροφικές συνήθειες. όπως φαίνεται εκτός από την ώρα λήψης τροφής και την ποσότητα θα χρειαστεί να αναρωτηθούμε και να σημειώσουμε ποια συναισθήματα συνοδεύουν τη λήψη τροφής, αν πεινάμε πραγματικά και αν χορτάσαμε από το φαγητό που φάγαμε. Επίσης η καταγραφή του τόπου που τρώμε αλλά και τα άτομα τα οποία είμαστε μαζί, μας δείχνουν αν έχουμε συνδέσει τη λήψη τροφής με συγκεκριμένες συμπεριφορές, αλλά και αν τρώμε γιατί μας παρασύρουν οι κοινωνικές συναναστροφές.

Ώρα	Είδος Φαγητού Ποσότητα	Πείνα/ κορεσμός	Συναίσθημα	Τόπος	Άτομα

Το ιδανικό είναι να σημειώνονται τα παρακάτω (για 3 τουλάχιστον μέρες) :
- ✓ Η ακριβής ώρα
- ✓ Οποιαδήποτε τροφή καταναλώνουμε (φαγητό ή το ποτό)
- ✓ Η κλίμακα πείνας από το 1 έως το 5 όταν καταναλώνουμε την τροφή (πεινούσα: 1=καθόλου, 5=πάρα πολύ)
- ✓ Κλίμακα κορεσμού από το 1 έως το 5 αφού καταναλώσουμε την τροφή (χόρτασα: 1=καθόλου, 5=πάρα πολύ)
- ✓ Συναισθηματική κατάσταση (εάν κάποιο συναίσθημα μας οδήγησε στο φαγητό, πχ. άγχος, θλίψη, θυμός)
- ✓ Συναίσθημα που μας προκάλεσε το φαγητό (πχ. τύψεις, χαρά)
- ✓ Η συνολική κατανάλωση νερού την ημέρα
- ✓ Σημειώνουμε με 1 εάν είμαστε μόνοι και με 2, 3 κτλ τα άτομα που έχουμε παρέα
- ✓ Όλα τα τσιμπολογήματα, πχ. ακόμα και οι καραμέλες

Επίσης σημαντικό είναι να σημειώνεται η σωματική δραστηριότητα (οποιαδήποτε και να είναι πχ. δουλειές σπιτιού, περπάτημα).

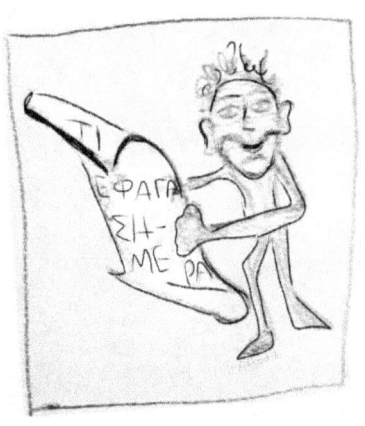

4. Συναισθήματα

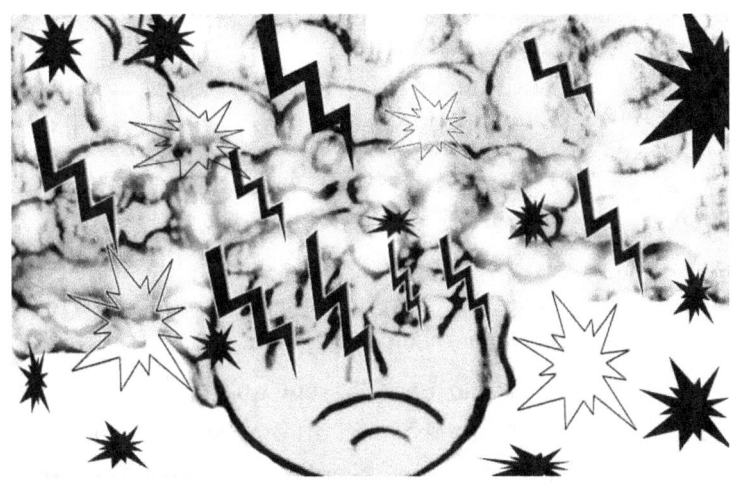

Τα συναισθήματα είναι ψυχοφυσιολογικές αντιδράσεις του ατόμου προς ερεθίσματα του περιβάλλοντος. Τα συναισθήματα προκαλούν βιολογικές αντιδράσεις, δηλαδή σωματικές αλλαγές για την αντιμετώπιση εξωτερικών καταστάσεων.

Τα συναισθήματα επηρεάζουν τη σκέψη μας και τη συμπεριφορά μας. Η ένταση των συναισθημάτων βασίζεται στο μέγεθος του ερεθίσματος που τα προκαλεί αλλά και στην συχνότητα εμφάνισής του. Για παράδειγμα ο φόβος προετοιμάζει το σώμα να αντιμετωπίσει κάποια απειλή. Το νευρικό σύστημα διεγείρεται και είναι έτοιμο για «μάχη ή φυγή».

4.1. Φυσιολογία συναισθημάτων

Η φυσιολογία των συναισθημάτων μας δείχνει πως δημιουργούνται, πως λειτουργούν στο σώμα μας και ποια είναι τα σωματικά συμπτώματα που προκαλούνται από τα συναισθήματα.

Οι νευροδιαβιβαστές

Νευροδιαβιβαστές είναι οι χημικές ουσίες που δρουν στον εγκέφαλο και ρυθμίζουν τα συναισθήματά μας. Οι νευροδιαβιβαστές χρησιμεύουν στη μεταβίβαση πληροφοριών από τον ένα νευρώνα στον επόμενο. Ουσιαστικά, οι νευροδιαβιβαστές επιδρούν στις σκέψεις μας. Οι πιο σημαντικοί νευροδιαβιβαστές είναι οι παρακάτω:

✓ Ντοπαμίνη- ρυθμίζει την ετοιμότητα, την ενέργεια, τη θλίψη
✓ Νορεπινεφρίνη- ρυθμίζει την προσοχή, την ευχαρίστηση, την αμοιβή
✓ Σεροτονίνη -ρυθμίζει την διάθεση, την ηρεμία, την χαλάρωση

Άτομα με συναισθηματικές διαταραχές έχουν αυξημένη ή μειωμένη κίνηση νευροδιαβιβαστών. Έχει αποδειχτεί ότι όταν κάποιος ξεπερνάει μια συναισθηματική διαταραχή, οι νευροδιαβιβαστές επανέρχονται σε φυσιολογικά επίπεδα. Αυτό μπορεί να γίνει είτε με φαρμακευτική αγωγή είτε με ψυχοθεραπεία. Εάν γνωρίζουμε ότι τα συναισθήματά μας είναι αποτέλεσμα την κίνησης των νευροδιαβιβαστών καταλαβαίνουμε πως λειτουργεί ο εγκέφαλός μας.

Οι νευροδιαβιβαστές επηρεάζονται από ουσίες που προσλαμβάνουμε όπως είναι το αλκοόλ, το τσιγάρο, τα ναρκωτικά, η καφεΐνη, τα φάρμακα και φυσικές ουσίες που προσλαμβάνουμε από την διατροφή. Επίσης οι νευροδιαβιβαστές επηρεάζονται από ασθένειες (όπως διαβήτης, καρδιοπάθειες, αλλεργίες) και από ορμονικές διαταραχές.

Οι νευροδιαβιβαστές μπορεί να επηρεαστούν από τον τρόπο ζωής μας, την έλλειψη ύπνου και την έλλειψη άσκησης. Έχει βρεθεί ότι άτομα που δεν κοιμούνται τις απαιτούμενες ώρες μπορεί να πάρουν βάρος. Επίσης είναι γνωστό ότι η άσκηση αυξάνει τις ενδορφίνες που σχετίζονται με την απόλαυση και την ευχαρίστηση. Τροφές που επηρεάζουν τους νευροδιαβιβαστές παρουσιάζονται παρακάτω:

Οι **υδατάνθρακες** βοηθάνε στην απελευθέρωση της σεροτονίνης ώστε να αυξάνεται η ενέργεια και η εγρήγορση

Οι **πρωτεΐνες** περιέχουν τυροσίνη και αμινοξέα και βοηθάνε στην απελευθέρωση της ντοπαμίνης και της επινεφρίνης, με αποτέλεσμα να μειώνεται το άγχος, να προκαλείται ηρεμία, καλύτερος ύπνος και να μειώνεται η όρεξη.

Η ζάχαρη αυξάνει την απελευθέρωση ινσουλίνης, με αποτέλεσμα αρχικά να αυξάνεται η ενέργεια και η διάθεση, όμως έχει μικρή διάρκεια.

Τα γαλακτοκομικά προϊόντα περιέχουν τρυπτοφάνη η οποία βοηθάει στην απελευθέρωση της σεροτονίνης, τονώνει τη διάθεση, ηρεμεί τα νεύρα και προκαλεί καλύτερο ύπνο.

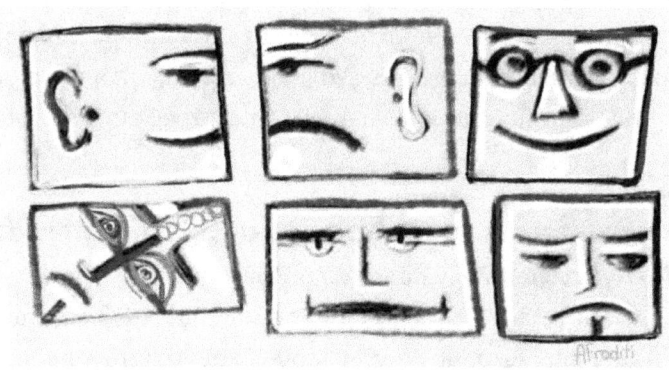

4.2. Έλεγχος συναισθημάτων

Για να ελέγξουμε τα συναισθήματά μας, θα πρέπει πρώτα από όλα, να είμαστε ικανοί να αναγνωρίζουμε τη συναισθηματική κατάσταση του εαυτού μας, αλλά και των ατόμων του περιβάλλοντος μας. Επίσης πολύ σημαντική είναι η αναγνώριση της επιρροής των συναισθημάτων στην συμπεριφορά μας. Όσοι έχουν υψηλή συναισθηματική νοημοσύνη έχουν τον έλεγχο των συναισθημάτων τους, ανεξάρτητα από τις εξωτερικές καταστάσεις που τους επηρεάζουν.

Η συναισθηματική νοημοσύνη περιλαμβάνει την κατανόηση του εαυτού, των στόχων, των προθέσεων και της συμπεριφοράς. Παράλληλα περιλαμβάνει την κατανόηση των άλλων, της συμπεριφοράς τους και των συναισθημάτων τους.

<u>Έχει αποδειχτεί ότι η συναισθηματική νοημοσύνη μπορεί να αναπτυχθεί και να εξασκηθεί.</u>

Όπως προαναφέρθηκε, για τον έλεγχο των συναισθημάτων το πιο σημαντικό βήμα είναι η κατανόησή τους. Η αναγνώριση των συναισθημάτων, αλλά και η κατανόηση των αιτιών που τα προκαλούν, θα μας βοηθήσουν στην πρόβλεψη της εμφάνισής τους. Με τη σειρά της η πρόβλεψη μπορεί να γίνει πρόληψη, αν το επιδιώξουμε. Δηλαδή όταν «νοιώθουμε» ότι δημιουργείται ένα συναίσθημα, μπορούμε να παρέμβουμε στις σκέψεις μας και να μην του επιτρέψουμε να μας κυριαρχήσει.

4.3. Στρατηγικές για τον έλεγχο των συναισθημάτων μας
Αυτογνωσία- αναγνώριση των συναισθημάτων

Η αυτογνωσία αποτελεί τη βάση επίλυσης όλων των προβλημάτων. Αναπτύσσεται όταν επιδιώκουμε να γνωρίσουμε και να κατανοήσουμε τα συναισθήματά μας και τις συμπεριφορές που μπορεί αυτά να επηρεάζουν. Επίσης, θα πρέπει να είμαστε ικανοί να αναγνωρίζουμε τα συναισθήματα των άλλων, παρακολουθώντας τις αντιδράσεις τους και αναγνωρίζοντας τη γλώσσα του σώματος τους. Πολλές συμπεριφορές εξηγούνται εάν κατανοήσουμε τα συναισθήματά που τις προκαλούν.

Επίγνωση σε καθημερινή βάση

Στη συνέχεια αναπτύσσεται η ατομική επίγνωση των συναισθημάτων σε καθημερινή βάση. Παρατηρούμε πως τα συναισθήματα μπορούν να επηρεάσουν τον τρόπο που θα αντιδράσουμε σε νέες καταστάσεις ή πως θα αντιδράσουμε μετά την αλλαγή των συναισθημάτων μας. Επίσης πρέπει να είμαστε ικανοί να αξιολογούμε την ένταση των συναισθημάτων μας. Γνωρίζοντας πάντα ότι τα συναισθήματα αλλάζουν με την πάροδο του χρόνου.

Διαχωρισμός σκέψεων και συναισθημάτων

Σημασία έχει να κατανοούμε ποια συναισθήματα επηρεάζουν τις σκέψεις μας. Για παράδειγμα μπορούμε να παρατηρήσουμε ότι όταν είμαστε θυμωμένοι σκεφτόμαστε πράγματα τα οποία είναι εκδικητικά για τους άλλους και όταν μας περάσει ο θυμός κάνουμε τελείως διαφορετικές σκέψεις.

Προσδιορισμός της στρατηγικής για τη ρύθμιση των συναισθημάτων

Μπορούμε να αναπτύξουμε μόνοι μας στρατηγικές για τη ρύθμιση συναισθημάτων. Για παράδειγμα το να χρησιμοποιούμε θετικές σκέψεις, θετικό αυτοδιάλογο, να γυμναζόμαστε ή να ακούμε μουσική είναι αποτελεσματικοί τρόποι στην διαχείριση των συναισθημάτων.

Καθορισμός στόχων για τη διαχείριση των συναισθημάτων

Αφού κατανοήσουμε την συναισθηματική μας κατάσταση, το επόμενο βήμα είναι ο έλεγχος των συναισθημάτων με τον καθορισμό στόχων. Για παράδειγμα, η αποφυγή των επιθετικών συμπεριφορών του θυμού μπορεί να αποτελέσει ένα τρόπο καθορισμού στόχων.

Η εφαρμογή θετικού αυτοδιάλογου

Η ανάπτυξη του κατάλληλου αυτοδιαλόγου είναι πολύ χρήσιμη για να ελέγξουμε τις σκέψεις μας. Η αλλαγή των συναισθημάτων δεν μπορεί να γίνει αυτόματα, η αλλαγή του αυτοδιαλόγου και των σκέψεών μας, είναι πολύ καλές τεχνικές.

Παίξιμο ρόλων (νοερά ή πραγματικά)

Το παίξιμο ρόλων είναι επίσης πολύ αποτελεσματική μέθοδος για να δουλέψουμε με τα συναισθήματα μας. Τα παιχνίδια ρόλων λειτουργούν καλύτερα όταν παράλληλα καταγράφονται.

Καλύτερα αποτελέσματα στη διαχείριση συναισθημάτων έχει όποιος προσπαθεί:

✓ Να έχει αυτογνωσία

✓ Να έχει αυτοέλεγχο

✓ Να παραμένει αισιόδοξος

✓ Να εκφράζει τα συναισθήματά του

✓ Να προσπαθεί να κατανοήσει τα συναισθήματα των άλλων

✓ Να αναπτύξει την ικανότητα να κατανοεί τη γλώσσα του σώματος

✓ Να είναι ευέλικτος στον τρόπο που βλέπει τα γεγονότα

✓ Να ακολουθεί τα συναισθήματα του και όχι να τα «διώχνει»

4.4. Μηχανισμός συναισθημάτων

Στην παρακάτω εικόνα φαίνεται ότι τα συναισθήματα αλληλεπιδρούν αμφίδρομα με τα σωματικά συμπτώματα και τις σκέψεις. Για παράδειγμα ένα εξωτερικό ερέθισμα όπως είναι το παγωτό, προκαλεί:

• **Σωματική διέγερση**-που είναι η έκκριση σιέλου

• **Συναισθηματική διέγερση**- όπως χαρά, απόλαυση, ηρεμία

• **Σκέψεις**- ευχαρίστησης, τύψεων, απαγόρευσης κτλ.

Οι παραπάνω συνέπειες από τη θέα και μόνο ενός παγωτού, αναπτύσσονται ανάλογα με τα βιώματά μας. Αυτό που πρέπει να καταλάβουμε είναι ότι οι συνέπειες αυτές είναι αλληλένδετες, έχουν αναπτυχθεί όλες μαζί και η μία προκαλεί την άλλη.

Για παράδειγμα η σκέψη και μόνο ενός παγωτού, μπορεί να προκαλέσει σωματική διέγερση όπως και τα αντίστοιχα συναισθήματα. Το ίδιο συμβαίνει με την ύπαρξη ενός συναισθήματος, δηλαδή το συναίσθημα να προκαλέσει τη σκέψη και η σκέψη με τη σειρά της τη σωματική διέγερση. Αυτό συμβαίνει όταν αναζητάμε κάποια συγκεκριμένη τροφή για να ανακουφίσουμε τα συναισθήματά μας.

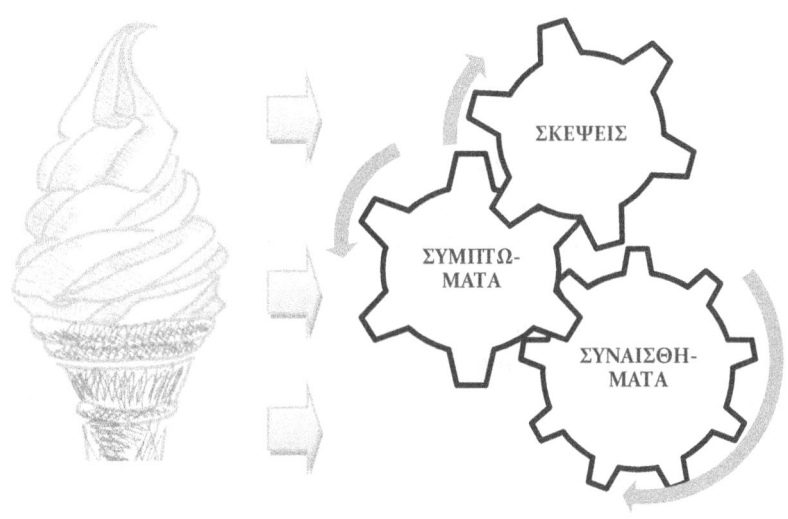

4.5. Συναισθήματα και λήψη τροφής

Πολλές συμπεριφορές, εκδηλώνονται ανάλογα με τη συναισθηματική μας κατάσταση. Η σύνδεση συναισθημάτων με συγκεκριμένες συμπεριφορές όταν επαναλαμβάνεται πολλές φορές, γίνεται συνήθεια. Κάποιες από τις συμπεριφορές αυτές έχουν σχέση με την κατανάλωση της τροφής. Μπορεί να συνδέουμε την ανακούφιση των συμπτωμάτων με την πρόσληψη τροφής.

Παρατηρώντας τη συμπεριφορά μας και συσχετίζοντας την με την συναισθηματική μας κατάσταση μπορούμε να συλλέξουμε πολλές πληροφορίες σχετικά με τις διατροφικές μας συνήθειες. Τα παρακάτω συναισθήματα υπάρχει περίπτωση να οδηγούν στην κατανάλωση μεγάλης ποσότητας τροφής:

Άγχος	Φόβος
Θλίψη	Πανικός
Ανησυχία	Απάθεια
Ανία	Ενοχές
Ντροπή	Τύψεις

Ερωτήσεις Αυτογνωσίας

-*Πως συνδέω τα συναισθήματα μου με την λήψη τροφής;*

-*Ποιες σκέψεις κάνω πριν την κατανάλωση τροφής;*

-*Τι σημαίνει το φαγητό για μένα;*

-*Εκτονώνονται τα συναισθήματά μου με το φαγητό;*

-*Τι αισθάνομαι μετά τη λήψη τροφής;*

-*Γιατί δεν ελέγχω τον εαυτό μου;*

4.6. Η συναισθηματική πείνα

Η σύνδεση συναισθηματικής μας κατάστασης με τη αναζήτηση τροφής προκαλεί την συναισθηματική πείνα. Η συναισθηματική πείνα δεν είναι πραγματική ανάγκη. Ουσιαστικά, είναι η αναζήτηση ανακούφισης των συναισθημάτων. Η επανάληψη, στην πορεία της ζωής μας γίνεται μαθημένη συμπεριφορά.

46

Για παράδειγμα αν σε ένα μικρό παιδί που κλαίει του δίνουμε σοκολάτα για να σταματήσει, το μαθαίνουμε να ανακουφίζει το συναίσθημα της θλίψης με τη γλυκιά τροφή. Έτσι μαθαίνει και αναζητά συγκεκριμένες τροφές όταν έχει συγκεκριμένα συναισθήματα. Το ίδιο μπορεί να ισχύει για άλλου είδους τροφές, ανάλογα με τα βιώματά μας. Παρακάτω παρουσιάζονται οι διαφορές της συναισθηματικής πείνας με τη φυσιολογική πείνα:

Η συναισθηματική πείνα:	Η φυσιολογική πείνα:
Έρχεται ξαφνικά	Έρχεται σταδιακά
Σχετίζεται με συγκεκριμένα φαγητά	Τα περισσότερα φαγητά θα καλύψουν την ανάγκη μας
Μόνο τα συγκεκριμένα φαγητά θα μας ικανοποιήσουν	Αντέχουμε παραπάνω ώρα
Επιζητούμε άμεση ικανοποίηση	Μετά το γεύμα έχουμε αίσθημα ικανοποίησης
Μετά το γεύμα έχουμε ενοχές	

Αντίστοιχα συνδέουμε τη λήψη συγκεκριμένης τροφής με την ευχαρίστηση. Οι γιορτές και τα γλέντια έχουν συνδεθεί με υπερβολική λήψη τροφής. Έχουμε τη νοοτροπία ότι στο τραπέζι που θα κάνουμε θα πρέπει να υπάρχουν υπερβολικά μεγάλες ποσότητες τροφής. Επίσης πιστεύουμε ότι για να το ευχαριστηθούμε, θα πρέπει να «σκάσουμε» στο φαγητό.

Πως θα μας φαινόταν αν κάναμε ένα τραπέζι μόνο με υγιεινά φαγητά;

- Θα το αποδεχόταν το περιβάλλον μας;
- Μήπως κάποιοι θα το κατέκριναν;
- Θα άρεσε σε κάποιους άλλους;

Τα φαγητά που σχετίζονται με την ανακούφιση ή την πρόκληση συναισθημάτων τα λέμε **φαγητά ευχαρίστησης.** Ουσιαστικά όλοι πραγματοποιούμε συνδέσεις φαγητών και συναισθημάτων στη διάρκεια της ζωής μας. Το περιβάλλον που μεγαλώνουμε είναι πολύ καθοριστικό στη δημιουργία αυτών των συνδέσεων.

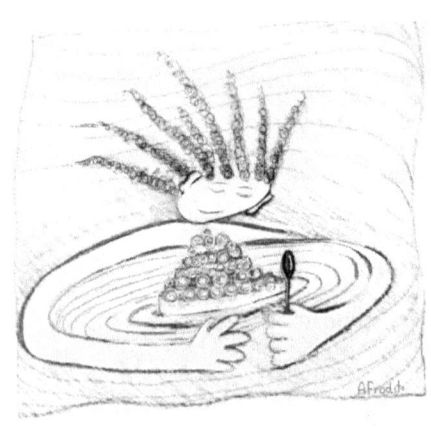

Έχει παρατηρηθεί ότι όταν είμαστε χαρούμενοι συνήθως καταναλώνουμε φαγητά όπως πίτσα και μπριτζόλες. Όταν είμαστε θλιμμένοι το ρίχνουμε στα γλυκά, στις σοκολάτες και στα παγωτά. Ενώ όταν πλήττουμε προτιμάμε διάφορα σνακ όπως τα πατατάκια, οι ξηροί καρποί, και φαγητά που απαιτούν επαναλαμβανόμενες κινήσεις.

4.7. Έλεγχος συναισθημάτων και κατανάλωση τροφής

Όπως είδαμε για να ελέγξουμε τα συναισθήματά μας πρέπει πρώτα από όλα να μάθουμε να τα αναγνωρίζουμε. Το ίδιο ισχύει για τις συμπεριφορές που σχετίζονται με αυτά. Δηλαδή πρέπει να μάθουμε να αναγνωρίζουμε τη συναισθηματική πείνα και να μάθουμε να τη ξεχωρίζουμε από την πραγματική πείνα. Παρατηρούμε ποιές είναι οι συγκεκριμένες συνθήκες και ποιες σκέψεις συνοδεύουν τα συναισθήματα που μας οδηγούν στη συναισθηματική πείνα. Συνήθως οι σκέψεις αυτές όπως και τα συναισθήματα είναι παρόμοια και επαναλαμβάνονται πολύ συχνά.

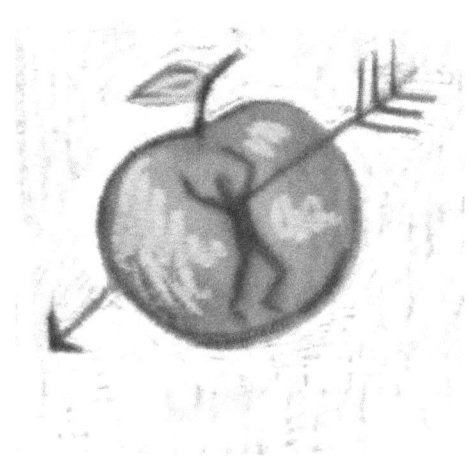 Συγχρόνως μπορούμε να παρατηρήσουμε σε ποιες τροφές έχουμε προτίμηση ανάλογα με τη συναισθηματική μας κατάσταση. Ποιο είναι το είδος της τροφής που αναζητάμε, για παράδειγμα είναι κάτι αλμυρό ή γλυκό; Μήπως μια τροφή με πολλά λιπαρά και πλούσια γεύση; Είναι κάτι απολύτως συγκεκριμένο;

Όταν γνωρίζουμε ότι η πείνα μας είναι συναισθηματική και δεν υφίσταται στην πραγματικότητα τότε έχουμε κάνει το πρώτο βήμα. Εάν τηρούμε και κάποιο πρόγραμμα διατροφής στο οποίο δεν αφήνουμε μεγάλα κενά μεταξύ των γευμάτων, γνωρίζουμε επίσης ότι η πείνα που νοιώθουμε δεν είναι πραγματική. Η συνειδητοποίηση του είδους της πείνας είναι πολύ καθοριστική για την επιτυχία του αδυνατίσματος.

Αν επαναλαμβάνουμε συχνά κάποιες διατροφικές συνήθειες τότε αυτές τις συνδέουμε με κάποιες συμπεριφορές και έπειτα ασυνείδητα τις να τις εκδηλώνουμε. Για παράδειγμα κοινές συμπεριφορές είναι η λήψη τροφής κατά την παρακολούθηση τηλεόρασης ή με την χρήση ηλεκτρονικών υπολογιστών. Τις περισσότερες φορές η κατανάλωση τροφής περιλαμβάνει ανθυγιεινές τροφές όπως πατατάκια, γαριδάκια, ποπ κορν και αναψυκτικών.

Αφού παρατηρήσουμε τις συγκεκριμένες επιθυμίες του εαυτού μας ανάλογα με τη συναισθηματική μας κατάσταση, προσπαθούμε να διακόψουμε τη σύνδεση συναισθημάτων με λήψη τροφής. Μπορούμε να βοηθήσουμε τον εαυτό μας να διακόψει τη συναισθηματική πείνα και στη θεωρία και στην πράξη.

✓ Αποφεύγουμε να προμηθευόμαστε τις τροφές που επιθυμούμε σε συναισθηματικές ανησυχίες, ώστε να προλάβουμε ξεσπάσματα και ανεξέλεγκτη κατανάλωση.

✓ Αλλάζουμε τη συμπεριφορά μας ώστε να ικανοποιήσουμε τα συναισθήματά μας διαφορετικά. Η γυμναστική για παράδειγμα, είναι ο τέλειος τρόπος εκτόνωσης των συναισθημάτων.

✓ Προσπαθούμε να αντικαταστήσουμε τις ανθυγιεινές τροφές με ελαφριές και υγιεινές. Δεν χρειάζεται να πιέζουμε τον εαυτό μας μπορούμε εκείνες τις στιγμές να καταναλώσουμε κάτι πιο ελαφρύ από ότι συνηθίζαμε.

✓ Προσπαθούμε να καταναλώνουμε τις τροφές με μέτρο και να μην απαγορεύουμε στον εαυτό μας. Είναι καλύτερα να φάμε ένα σοκολατάκι μικρό, από το να αφήσουμε να περάσει μεγάλο διάστημα επιθυμίας και να καταλήξουμε να φάμε μια ολόκληρη σοκολάτα.

✓ Αναγνωρίζουμε την ικανοποίηση της επιθυμίας, ώστε να σταματήσουμε μετά τη λήψη μιας μικρής ποσότητας.

<u>Σύμφωνα με τα παραπάνω στοιχεία παρατηρούμε στον εαυτό μας, τι μας οδηγεί στην κατανάλωση τροφής.</u>

4.8. Έλεγχος συναισθημάτων και άσκηση

Όπως συμβαίνει με τη διατροφή κάτι αντίστοιχο συμβαίνει με την γυμναστική. Είναι πολύ σημαντικές απόψεις που έχουμε για την άσκηση, δηλαδή το πόσο υπολογίζουμε τα οφέλη από την άσκηση, αλλά και το πόσο θεωρούμε την άσκηση εύκολο ή δύσκολο να την πραγματοποιήσουμε.   Κάποιοι θεωρούν τη γυμναστική υγεία ενώ κάποιοι άλλοι τη θεωρούν καταναγκαστικά έργα.

-Ποιοι έχουν περισσότερες πιθανότητες να γυμνάζονται συστηματικά;

-Με ποια συναισθήματα έχουμε συνδέσει την άσκηση, ώστε αποφεύγουμε να γυμναζόμαστε ή αναζητούμε καθημερινά να κάνουμε κάτι;

Για ένα επιτυχημένο πρόγραμμα γυμναστικής, το οποίο θα έχει συνέχεια, θα πρέπει να κρατάμε τα θετικά και αποβάλλουμε τα αρνητικά συναισθήματα. Για παράδειγμα θετικό συναίσθημα από την άσκηση είναι η καθημερινή επιβράβευση για την προσπάθεια που καταβάλλουμε. Αρνητικό συναίσθημα είναι η κόπωση ή η αδυναμία που νοιώθουμε μετά την γυμναστική.

Παρατηρούμε στον εαυτό μας ποιες σκέψεις χρησιμοποιούμε, πριν, κατά τη διάρκεια αλλά και μετά το τέλος της γυμναστικής. Προσπαθούμε να αναγνωρίζουμε τη συναισθηματική ανατροφοδότηση που δίνουμε. Εάν δεν λαμβάνουμε ικανοποίηση από την άσκηση τότε θα πρέπει να αλλάξουμε τις σκέψεις μας.

Πρέπει πάντα η επιβράβευση που παίρνουμε από τη γυμναστική να είναι πιο μεγάλη από τον φόβο για την κόπωση. Αλλάζουμε τη συμπεριφορά μας ώστε να ικανοποιήσουμε ανάλογα τα συναισθήματα μας. Αν παρατηρήσουμε ότι δεν επιβραβεύουμε τον εαυτό μας τότε θα πρέπει να το κάνουμε συνειδητά. Πολλές φορές οι υπέρβαροι είναι πολύ αυστηροί με τον εαυτό τους και δεν τον επιβραβεύουν αν δεν δουν σημαντικά αποτελέσματα. Αυτό είναι μεγάλο λάθος. Το κάθε μικρό βήμα που κάνουμε χρειάζεται επιβράβευση, για να επαναληφθεί.

Παρατηρούμε ποιες μορφές άσκησης μας ευχαριστούν. Μπορεί κάποιες μορφές άσκησης να μην μας αρέσουν. Καλό θα είναι να έχουμε ποικιλία στα είδη άσκησης που μπορούμε να πραγματοποιήσουμε ώστε να τα εναλλάσσουμε καταπολεμώντας την ανία.

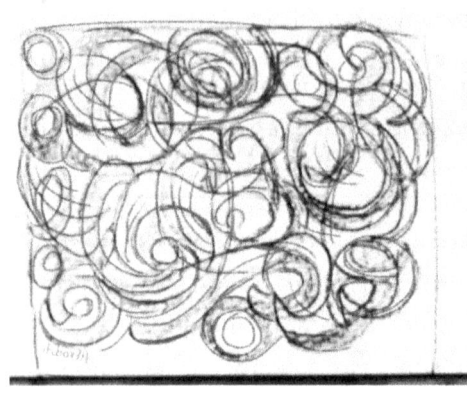

4.9.   Ποιος παίζει με τα συναισθήματά μας;

Οι διαφημιστικές εταιρίες πολλές φορές βασίζονται στην παραγωγή ή την ανακούφιση συναισθημάτων με την τροφή για να προωθήσουν κάποιο προϊόν. Επιδιώκουν να γίνει η συσχέτιση κάποιου συναισθήματος με το συγκεκριμένο προϊόν, σε τέτοιο βαθμό που θα γίνει ανάγκη κάθε φορά που θα αναζητούμε να προκαλέσουμε ή να ανακουφίσουμε κάποιο συναίσθημα.

Οι καλύτερες και πιο αποτελεσματικές διαφημίσεις είναι αυτές που προβάλλουν λίγες πληροφορίες αλλά περιλαμβάνουν έντονο συναισθηματικό περιεχόμενο. Τα αποτελέσματα διαφημίσεων υψηλής συναισθηματικότητας έδειξαν θετικές αλλαγές προς το προϊόν που προωθούν σε σχέση με διαφημίσεις που χρησιμοποιούν γνωστικό περιεχόμενο, δηλαδή πληροφορίες.

Ακόμα και τα έντονα αρνητικά συναισθήματα που χρησιμοποιούν κάποιες διαφημίσεις έχει βρεθεί ότι προκαλούν διέγερση αυξάνοντας κατακόρυφα την προσοχή προς το προϊόν που διαφημίζουν. Οι διαφημιστές χρησιμοποιούν επιτυχώς σχεδόν όλα τα συναισθήματα:

Χιούμορ	Αηδία
Αγάπη	Διέγερση
Ενθουσιασμός	Φόβος
Ντροπή	Οίκτος

Στις παρακάτω εικόνες φαίνονται κάποιες χαρακτηριστικές διαφημίσεις οι οποίες χρησιμοποιούν τις μεθόδους σύνδεσης των συναισθημάτων με την λήψη τροφής.

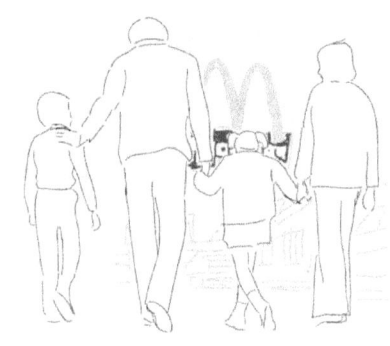

Η εικόνα μιας ευτυχισμένης οικογένειας που θα φάει σε φαστ φουντ είναι πια πολύ κοινή. Προσπαθεί να συνδέσει το ανθυγιεινό φαγητό με στιγμές χαράς, αγάπης και οικογενειακής θαλπωρής.

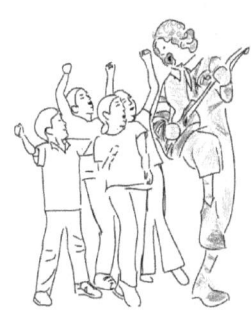

Η χαρά και η διασκέδαση των παιδιών οφείλεται στο κατάστημα που έχουν επισκεφτεί και φυσικά στην τροφή που τους έδωσε τόσο μεγάλη ευχαρίστηση όπως φαίνεται και στην φωτογραφία

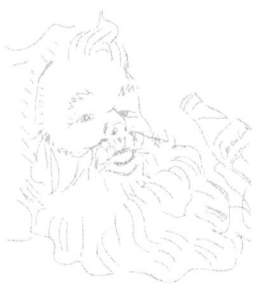

Η πολύ γνωστή εικόνα του Αϊ Βασίλη είναι προϊόν διαφημιστικής καμπάνιας για γνωστό προϊόν. Ασυνείδητα έχουμε συνδέσει την εικόνα αυτή με στιγμές ευτυχίας και οικογενειακής θαλπωρής. Το ίδιο συμβαίνει και κατά την κατανάλωση του προϊόντος.

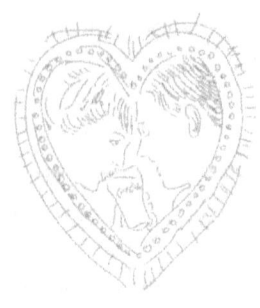

Δυνατά συναισθήματα αγάπης και έρωτα προσπαθεί να ανακαλέσει αυτή η διαφήμιση. Αν γίνει η σύνδεση της κατανάλωσης του προϊόντος σε στιγμές ευτυχίας όπως αυτή που προωθεί τότε η διαφήμιση θα είναι πολύ επιτυχημένη.

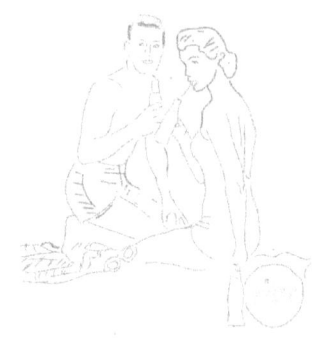

Σε αυτή τη διαφήμιση χρησιμοποιούνται τα συναισθήματα αγάπης και οι ρομαντικές στιγμές ενός ζευγαριού, με στόχο τη σύνδεσή τους με το προϊόν.

5. Σκέψεις

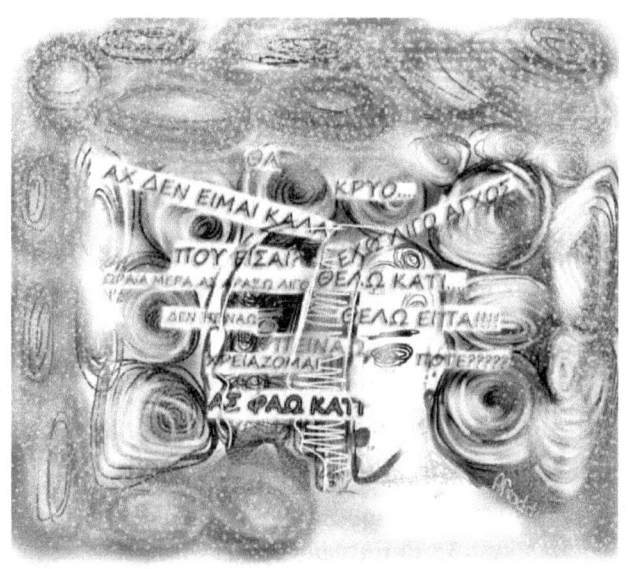

Οι σκέψεις αλληλοεξαρτώνται με τα συναισθήματα όπως και με την σωματική μας κατάσταση. Μια σκέψη μπορεί να προκαλέσει συναισθήματα, όπως και το αντίστροφο, τα συναισθήματα μπορεί να προκαλέσουν σκέψεις. Αν αυτό επαναληφθεί πολλές φορές τότε οι συγκεκριμένες σκέψεις «ξεπηδούν» με την εμφάνιση των συναισθημάτων χωρίς να τις ελέγχουμε. Επίσης, ένα ερέθισμα μπορεί να προκαλέσει συναισθήματα, τα οποία με τη σειρά τους θα προκαλέσουν κάποιες σκέψεις. Και σε αυτή τη περίπτωση έχουμε ένα φαύλο κύκλο, ο οποίος όσο επαναλαμβάνεται γίνεται πιο έντονος.

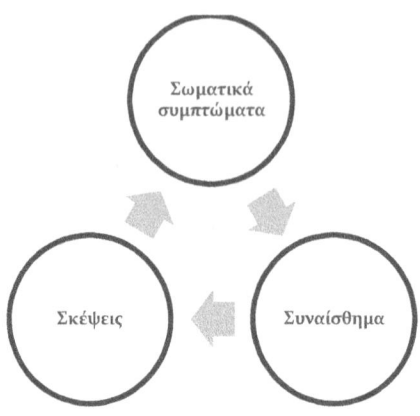

Για παράδειγμα ενός ατόμου με άγχος. Το άγχος είναι ο φόβος για το άγνωστο και συνήθως θα προκαλέσει σκέψεις καταστροφής. Οι σκέψεις καταστροφής με τη σειρά τους θα αυξήσουν τα επίπεδα του άγχους, τα οποία θα προκαλέσουν και σωματικά συμπτώματα όπως τρέμουλο και ταχυκαρδία. Ένα ερέθισμα που μπορεί να προκαλέσει άγχος είναι η δίαιτα.

Αντίστοιχα τα σωματικά συμπτώματα μπορεί να προκαλέσουν σκέψεις, οι οποίες με τη σειρά τους να ξυπνήσουν κάποιο συναίσθημα. Κάτι τέτοιο συμβαίνει με τις κρίσεις πανικού. Σε αυτές τις περιπτώσεις συνήθως έχουμε ένα σωματικό σύμπτωμα, όπως είναι η ταχυκαρδία, η ζάλη, το τρέμουλο κτλ. Το σύμπτωμα δίνει έναυσμα να ξεκινήσουν οι σκέψεις για τα σενάρια καταστροφής και κινδύνου της υγείας. Τα σενάρια αυτά προκαλούν πιο έντονα συμπτώματα άγχους τα οποία θα αυξήσουν τα σωματικά συμπτώματα. Και σε αυτή τη περίπτωση παρατηρείται ένας φαύλος κύκλος.

5.1. Εγκέφαλος

Οι σκέψεις δεν είναι τίποτε άλλο από ηλεκτρικά και χημικά σήματα τα οποία κάνουν τα εγκεφαλικά κύτταρα να επικοινωνούν μεταξύ τους. Οι δομές του εγκεφάλου προκαλούν κάποια ερεθίσματα και οι βιοχημικοί παράγοντες ενεργοποιούν αυτά τα ερεθίσματα. Οι καθημερινές συμπεριφορές και οι σκέψεις αλλάζουν τις δομές και τη λειτουργία των βιοχημικών παραγόντων του εγκεφάλου.

Οι συνδέσεις μεταξύ των νευρώνων του εγκεφάλου λέγονται συνάψεις. Οι συνδέσεις αυτές αλλάζουν συνεχώς. Έχει βρεθεί ότι το 70% των συνάψεων στον εγκέφαλο αλλάζουν κάθε μέρα. Έχουμε 100 δισεκατομμύρια νευρώνες στον εγκέφαλό μας από τους οποίους ο κάθε ένας πραγματοποιεί 10.000 νέες συνδέσεις το δευτερόλεπτο. Χάνουμε περίπου 1.000 νευρώνες κάθε μέρα, των οποίων όμως η απώλεια αντισταθμίζεται με την ενεργοποίηση των υπόλοιπων και την αύξηση των συνάψεων. Η ιδιότητα αυτή του εγκεφάλου λέγεται πλαστικότητα.

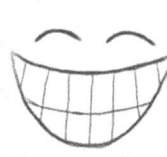

Συνειδητοποιούμε ότι το να αλλάξουμε τη σκέψη μας είναι εφικτό από την πλευρά της φυσιολογίας. Αρκεί να υπάρχει η θέληση να το κάνουμε.

5.2. Πως θα ελέγξουμε τις σκέψεις μας

Παρακάτω παρουσιάζονται βήματα για να ξεκινήσουμε να ελέγχουμε τις σκέψεις μας.

1. Αναγνωρίζουμε με ποιο τρόπο έχουμε συνδέσει τις σκέψεις με τα συναισθήματά μας, αλλά και με τα σωματικά.
2. Παρατηρούμε ποιες σκέψεις μας προκαλούν αρνητικά συναισθήματα και το αντίστροφο.
3. Παρατηρούμε και αναγνωρίζουμε σωματικά συμπτώματα (όπως ταχυκαρδία, τρέμουλο, αύξηση ρυθμού αναπνοής, εφίδρωση, στομαχικές διαταραχές, εξάντληση, μειωμένη ευχαρίστηση).

4. Παρατηρούμε τα ψυχολογικά συμπτώματα (όπως ανησυχία, ανικανότητα συγκέντρωσης, σύγχυση και αρνητικές σκέψεις, θλίψη, αϋπνία, αργές κινήσεις, μείωση της ευχαρίστησης).
5. Παρατηρούμε αλλαγές στη συμπεριφορά (όπως η γρήγορη ομιλία, δάγκωμα νυχιών, γρήγορες κινήσεις των ποδιών, σύσπαση μυών, επιθετικότητα, απομόνωση).
6. Συνειδητοποιούμε ότι οι σκέψεις επηρεάζουν το σώμα μας και το σώμα μας τις σκέψεις
7. Προσπαθούμε να παρέμβουμε στις σκέψεις αυτές πριν δημιουργηθούν
8. Προσπαθούμε να αντικαταστήσουμε τις αρνητικές με θετικές σκέψεις.
9. Αλλάζουμε αμέσως εάν γίνεται το περιβάλλον ώστε να διακοπεί η σύνδεση που έχουμε με τις αρνητικές σκέψεις
10. Επιδιώκουμε την έκφραση των συναισθημάτων μας και όχι τη συσσώρευσή τους.

1ⁿ Άσκηση

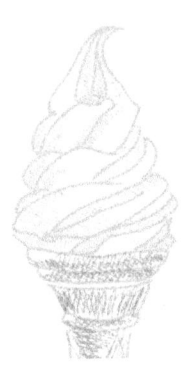

Το παγωτό ως ερέθισμα...
-Τι συναίσθημα μου προκαλεί;
-Ποιες είναι οι σκέψεις που γίνονται;
-Που με οδηγούν οι σκέψεις;
-Άλλαξε το συναίσθημα;
-Άλλαξαν οι σκέψεις;
-Πως όλα τα παραπάνω επηρεάζουν την τη λήψη τροφής

Θετικές σκέψεις	Αρνητικές σκέψεις
Βλέπουμε θετικά το παραπάνω ερέθισμα	Βλέπουμε το παραπάνω ερέθισμα σαν απειλή
Μου προκαλεί χαρά	Μου προκαλεί χαρά αλλά προσωρινή
Διατηρώ αυτό το συναίσθημα	Αυτόματα βάζω περιορισμούς στον εαυτό μου
Και το αυξάνω	Δοκιμάζω με μέτρο
Δεν απαγορεύω στον εαυτό μου (Αποφεύγω τα αρνητικά συναισθήματα)	Αλλά δεν επιβραβεύω τον εαυτό μου και μου καρφώνεται στο μυαλό
Δοκιμάζω με μέτρο	Καταναλώνω μεγάλη ποσότητα
Επιβραβεύω τον εαυτό μου για το μέτρο	Έχω τύψεις
Προσθέτω το αίσθημα ικανοποίησης	Τα βάζω με τον εαυτό μου
Αν χρειαστεί κάνω κάτι άλλο ώστε να αποσπάσω την προσοχή μου αλλά συνεχίζω και επιβραβεύω τον εαυτό μου	Καταναλώνω όλη την ποσότητα

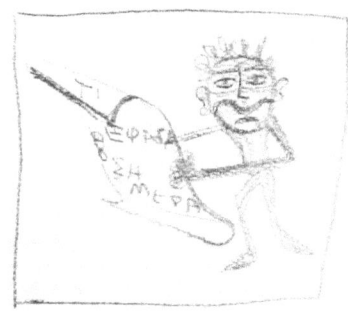

2η άσκηση

Στο ημερολόγιο καταγραφής της κατανάλωσης τροφής προσθέτουμε και την παρατήρηση των σκέψεών μας.

Παρατηρούμε τις σκέψεις που προκαλούνται από το συναίσθημα που σχετίζεται με την κατανάλωση τροφής.

5.3. Πως θα αλλάξουμε τις σκέψεις μας

Όπως είδαμε, για να αλλάξουμε τις σκέψεις μας πρέπει πρώτα από όλα να τις παρατηρήσουμε. Στη συνέχεια αναζητάμε τι είναι αυτό που τις προκαλεί. Οι σκέψεις που κάνουμε προέρχονται από κάποιες συναισθηματικές καταστάσεις ή από εξωτερικά ερεθίσματα. Η αντίδραση μας στα ερεθίσματα αυτά είναι παρόμοια. Μαθαίνουμε τον εαυτό μας να σκέφτεται με ένα συγκεκριμένο τρόπο. Είναι πιο εύκολο να αλλάξουμε τις αρνητικές σκέψεις πριν δημιουργηθούν. Αφότου δημιουργηθούν συνυπάρχουν με τα συναισθήματα και είναι πολύ δύσκολο να παρέμβουμε.

Για να βοηθήσουμε τον εαυτό μας να αλλάξει τις σκέψεις που κάνει, μπορούμε να παρέμβουμε και στο πλαίσιο στο οποίο εκδηλώνονται. Για παράδειγμα, αν αισθανόμαστε άσχημα και αναζητάμε τροφή για να ανακουφιστούμε, αντί για να καταφύγουμε στο ψυγείο, μπορούμε να βγούμε για ένα περίπατο. Αν επαναλάβουμε αυτή τη συμπεριφορά πολλές φορές τότε θα μάθουμε τον εαυτό μας να την αναζητά. Ουσιαστικά θα έχουμε αντικαταστήσει τη μία συμπεριφορά με την άλλη.

Το ίδιο συμβαίνει και με τις σκέψεις. Όσο πιο συχνά επαναλαμβάνουμε κάποιες σκέψεις, τόσο περισσότερο μαθαίνουμε τον εαυτό μας να τις αναπαράγει ασυνείδητα ή μη. Αν για ένα διάστημα αλλάξουμε συνειδητά τις σκέψεις μας και το επαναλαμβάνουμε συνέχεια, τότε οι κακές σκέψεις θα μειωθούν και αν επιμένουμε και συνεχίσουμε, θα σταματήσουν.

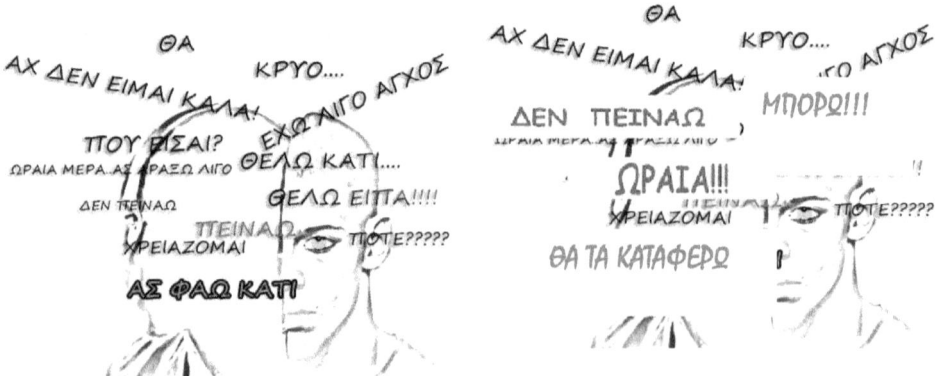

6. Αυτορρύθμιση-Αυτοέλεγχος

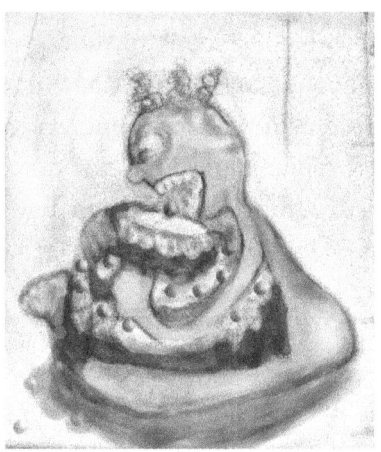

Αυτοέλεγχος θεωρείται η ικανότητα που έχουμε να ελέγχουμε τον εαυτό μας ώστε να πραγματοποιούμε ή να διακόπτουμε κάποιες συμπεριφορές. Ουσιαστικά αυτοέλεγχος είναι η ικανότητά μας να ξεπερνάμε τις εσωτερικές αντιδράσεις και να μπορούμε να ελέγχουμε τις συμπεριφορές μας.

Άτομα με υψηλό αυτοέλεγχο έχουν καλύτερα αποτελέσματα σε διάφορους τομείς, όπως είναι οι κοινωνικές σχέσεις και η γενικότερη διαχείριση της ζωής τους. Επίσης συμπεριφορές όπως η διατήρηση της ψυχραιμίας, ο έλεγχος της διατροφής, η τήρηση των υποσχέσεών κτλ. Έρευνες έχουν δείξει ότι παιδιά με υψηλό αυτοέλεγχο, μεγαλώνοντας έχουν μεγαλύτερες επιτυχίες σε όλους τους τομείς της ζωής τους.

Ο χαμηλός αυτοέλεγχος σχετίζεται με ένα ευρύ φάσμα προσωπικών και διαπροσωπικών προβλημάτων. Τα άτομα με χαμηλό αυτοέλεγχο εμφανίζουν παρορμητική συμπεριφορά, όπως για παράδειγμα προβλήματα ελέγχου στη λήψη τροφής, στη κατανάλωση αλκοόλ και ναρκωτικών ουσιών. Από την άλλη πλευρά, τα άτομα με πολύ υψηλά επίπεδα αυτοελέγχου παρουσιάζουν παθολογική συμπεριφορά όπως ψυχαναγκασμούς ενώ σχετίζονται αρνητικά με προβλήματα άγχους και θυμού.

Για να αλλάξουμε ή να διορθώσουμε τον αυτοέλεγχο μας, θα πρέπει να αρχικά να κατανοήσουμε τη συμπεριφορά μας, να ορίσουμε τις συγκεκριμένες αλλαγές και αναπτύξουμε τις νέες στρατηγικές εφαρμογής τους. Η αυτορρύθμιση βασίζεται στην αυτοπαρατήρηση, την επίγνωση των καταστάσεων αλλά και των στρατηγικών που μπορούν να χρησιμοποιηθούν για να επιτευχθεί η αλλαγή.

6.1. 1° στάδιο: Η αυτοπαρατήρηση

Παρατηρώντας τον εαυτό μας μπορούμε να βγάλουμε πολύτιμα συμπεράσματα. Έχουμε ήδη πραγματοποιήσει μια άσκηση αυτοπαρατήρησης, στην οποία παρατηρήσαμε τα επίπεδα της πείνας, τα συναισθήματα κορεσμού, τα συναισθήματα που μας οδηγούν στη λήψη τροφής αλλά και τα συναισθήματα τα οποία μας προκαλεί η κατανάλωση της κάθε τροφής.

Σε επόμενο στάδιο πρέπει να κατανοήσουμε ότι τα συναισθήματα προκαλούν τις σκέψεις αλλά και οι σκέψεις τα συναισθήματα και πως αυτό λειτουργεί στον εαυτό μας. Παρατηρούμε που μας οδηγούν οι σκέψεις ανάλογα με το κάθε ερέθισμα και πως αυτές σχετίζονται με τα συναισθήματά μας. Για να αλλάξουμε επιτυχώς τις συνήθειες μας, θα πρέπει πρώτα να τις παρατηρήσουμε και να κατανοήσουμε το υπόβαθρό τους, τόσο σε επίπεδο σκέψεων, συμπεριφοράς και συναισθημάτων.

Ερωτήσεις Αυτογνωσίας

-Τι συναίσθημα μου προκαλεί το ερέθισμα (το φαγητό);
-Ποιες σκέψεις;
-Που με οδηγούν οι σκέψεις;
-Οι σκέψεις μου φέρνουν συναισθήματα;
-Τα συναισθήματα μου φέρνουν σκέψεις;
-Ποια είναι τα σωματικά συμπτώματα των συναισθημάτων μου;
-Τα σωματικά συμπτώματα προκαλούν σκέψεις;
-Τα σωματικά συμπτώματα επιδεινώνουν τα συναισθήματα;
-Με οδηγούν στην εκδήλωση της συμπεριφοράς;
-Μπορούμε να αλλάξουμε τις σκέψεις μας;

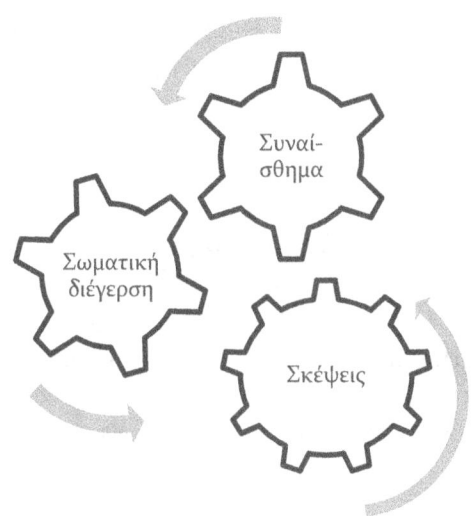

ΠΡΟΣΟΧΗ: πολλές φορές η παρατήρησή μας είναι επιλεκτική και αρνούμαστε να παραδεχτούμε κάποια πράγματα. Όταν το περιεχόμενο και η ορθότητα της αυτοπαρατήρησης δεν είναι αντικειμενικά τότε και το αποτέλεσμα δεν θα είναι επιτυχημένο. Η συζήτηση με άτομα του περιβάλλοντός μας μπορεί να οδηγήσει σε πολύτιμα συμπεράσματα.

Παρακάτω φαίνονται περιπτώσεις οι οποίες σχετίζουν τη λήψη τροφής με συμπεριφορές ή συναισθήματα. Είναι βοηθητικά για την ανάλυση της συμπεριφοράς μας

Συμπεριφορικά συμπτώματα	Συναισθηματικά συμπτώματα
Αδυναμία να σταματήσουμε τη λήψη τροφής ή να την ελέγξουμε	Αίσθημα πίεσης το οποίο ανακουφίζεται μόνο με τη λήψη τροφής
Γρήγορη λήψη μεγάλης ποσότητας τροφής	Αίσθημα ντροπής, απογοήτευση, θλίψη και τύψεις μετά την κατανάλωση μεγάλης ποσότητας τροφής
Λήψη τροφής ακόμα και όταν υπάρχει κορεσμός	
Λήψη τροφής στα κρυφά και κανονική λήψη τροφής μπροστά σε άλλους	Απουσία συναισθήματος ικανοποίησης
Συνεχόμενη λήψη τροφής κατά τη διάρκεια της ημέρας και όχι σε συγκεκριμένα γεύματα	Αδυναμία να ελέγξουμε το βάρος μας και τις συνήθειες μας

6.2. 2° στάδιο: Η αυτό-αξιολόγηση

Κατά τη φάση της αυτό-αξιολόγησης, θα πρέπει να κατανοήσουμε και να αποδεχτούμε το πρόβλημά μας. Καλό θα είναι να συγκρίνουμε τον εαυτό μας με άλλους, ακόμα και να δεχτούμε παρατηρήσεις από άλλους, ώστε να μας βοηθήσουν να δούμε καλύτερα κάποιες σχετικές συμπεριφορές. Μπορεί να υπάρχει άρνηση στην αποδοχή κάποιων συμπεριφορών.

Ερωτήσεις Αυτογνωσίας

-Μήπως υπεραπλουστεύω ή αναλύω υπερβολικά κάποιες καταστάσεις;

-Μήπως είμαι απόλυτος/η σε κάποια θέματα

-Μήπως χρησιμοποιώ δικαιολογίες ακόμα και στον εαυτό μου;

-Μήπως γενικεύω τα πράγματα και τις καταστάσεις;

-Μήπως η κρίση μου βασίζεται στα συναισθήματά μου;

-Μήπως αγνοώ τα θετικά στοιχεία του εαυτού μου;

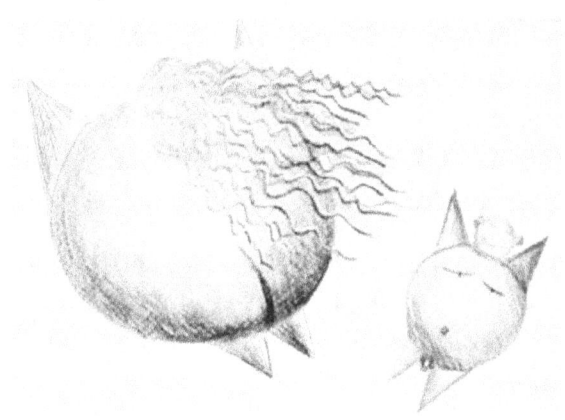

6.3.   3° στάδιο: Ο αυτοέλεγχος

Ο αυτοέλεγχος είναι ικανότητα που καλλιεργείται από μικρή ηλικία. Για να έχουμε επιτυχή αυτοέλεγχο θα πρέπει να μπορούμε να ρυθμίζουμε την επιβράβευση που δίνουμε στον εαυτό μας και να μπορούμε να δίνουμε παράταση στον χρόνο που θα περιμένουμε τα αποτελέσματα.

Για να εκδηλώσουμε κάποια συμπεριφορά επηρεαζόμαστε από το προσδοκώμενο αποτέλεσμα. Έχουμε τη σύγκρουση μεταξύ των πιθανών επιλογών αυτών με το άμεσο αποτέλεσμα και αυτών που το αποτέλεσμα τους θα φανεί μετά από καιρό. Στην περίπτωση της λήψης τροφής, το άμεσο αποτέλεσμα είναι η ικανοποίηση και η απόλαυση από τη λήψη της τροφής και το μακροπρόθεσμο είναι το αδυνάτισμα που θα επέλθει αν δεν γίνει κατάχρηση.

Άτομα που έχουν ισχυρό αυτοέλεγχο στις συμπεριφορές άσκησης και διατροφής ελέγχουν τη συμπεριφορά τους, δεν ξεφεύγουν και εκλαμβάνουν την επιβράβευση τους μακροπρόθεσμα. Δηλαδή έχουν καλύτερη ποιότητα ζωής, καλύτερη υγεία, καλύτερη εικόνα του σώματος κτλ. Αντίθετα άτομα που δεν έχουν ισχυρό αυτοέλεγχο αναζητούν άμεσες ικανοποιήσεις χωρίς να έχουν υπομονή για να δουν τις αλλαγές στο σώμα τους μετά από λίγο καιρό.

Επίσης οι δικαιολογίες του τύπου «δίαιτα από αύριο» και «δίαιτα από Δευτέρα» δίνουν παράταση στη συμπεριφορά της άμεσης ικανοποίησης και παρατείνουν την αλλαγή της συμπεριφοράς, κάτι το οποίο συνήθως δεν γίνεται σχεδόν ποτέ. Ουσιαστικά, βρίσκουμε δικαιολογίες τις οποίες λέμε στον εαυτό μας, για να συνεχίσουμε τη μαθημένη συμπεριφορά μας.

Φυσιολογικό είναι τα άτομα με υψηλό αυτοέλεγχο κάποιες φορές να ξεφύγουν από το απόλυτο μέτρο. Όμως έχουν καλλιεργήσει τον τρόπο της διορθωτικής συμπεριφοράς. Μπορεί αν κάποια φορά ξεφύγουν στο φαγητό την επόμενη μέρα να μη φάνε τόσο πολύ ή να κάνουν περισσότερη άσκηση. Αντίθετα τα άτομα με χαμηλό αυτοέλεγχο όταν θα ξεφύγουν θα παρατείνουν την ημερομηνία που θα αλλάξουν συμπεριφορά για να δικαιολογηθούν στον εαυτό τους αλλά χωρίς να το εφαρμόσουν στον πράξη.

Αν τρώμε τα ανθυγιεινά φαγητά θα έχουμε άμεση ικανοποίηση και απόλαυση, όμως μακροπρόθεσμα αποτελέσματα θα είναι η χειρότερη ποιότητα ζωής, η χειρότερη υγεία και η χειρότερη εμφάνιση. Εάν έχουμε υπομονή και αναγνωρίζουμε τις θετικές αλλαγές στον οργανισμό μας τότε μακροπρόθεσμα θα έχουμε καλύτερα αποτελέσματα.

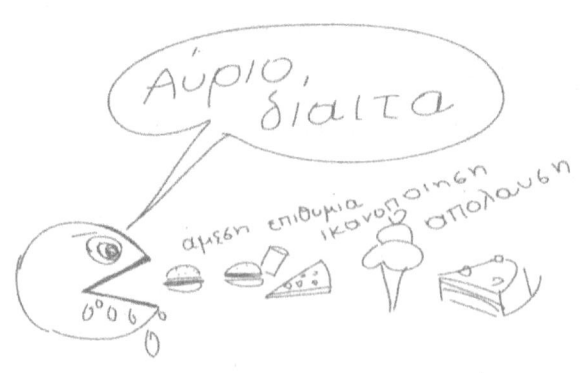

7. Διατροφή

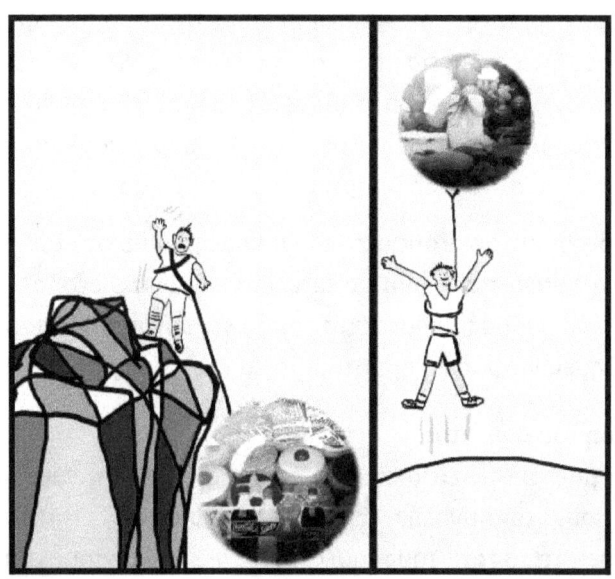

7.1. Το σώμα μου και η διατροφή

Ο οργανισμός μας για να διατηρηθεί στη ζωή, και για να μπορεί να κινείται, έχει ανάγκη από οξυγόνο, νερό και από πρόσληψη ενέργειας. Ο μεταβολικός ρυθμός σε ηρεμία είναι η ποσότητα ενέργειας που χρειαζόμαστε για να κρατηθούμε στη ζωή χωρίς να κινούμαστε (αναπνοή, λειτουργία καρδιάς, κτλ). Η ποσότητα αυτή είναι περίπου το 70% της συνολικής ενέργειας που καταναλώνουμε. Επίσης όσες περισσότερες δραστηριότητες έχουμε, τόσο περισσότερη ενέργεια καταναλώνουμε.

Η ποσότητα ενέργειας στον οργανισμό μετριέται με θερμίδες, 1 θερμίδα είναι η ενέργεια που απαιτείται για να αυξηθεί η θερμοκρασία ενός γραμμαρίου νερού, κατά ένα βαθμό Κελσίου. Χίλιες θερμίδες αποτελούν 1 χιλιοθερμίδα (kcal), όταν αναφερόμαστε στη διατροφή, Θερμίδα (με κεφαλαίο Θ) εννοούμε χιλιοθερμίδα

7.2. Έλεγχος σωματικού βάρους

Με τη διατροφή μας προσλαμβάνουμε θερμίδες ενώ με την άσκηση καίμε θερμίδες. Για να διατηρήσουμε σταθερό το βάρος μας θα πρέπει η ποσότητα ενέργειας που καταναλώνεται, να είναι ίδια με την ποσότητα ενέργειας που προσλαμβάνεται. Δηλαδή θα πρέπει να καίμε τον ίδιο αριθμό θερμίδων με αυτές που παίρνουμε. Όταν πραγματοποιείται αυτό τότε υπάρχει ισοζύγιο θερμίδων.

Οι θερμίδες που χρειαζόμαστε για να κρατηθούμε στη ζωή χωρίς τις καύσεις που πραγματοποιούμε αποτελεί το βασικό μεταβολισμό μας. Ο μεταβολικός ρυθμός επηρεάζεται από ένα συνδυασμό παραγόντων όπως η καθημερινή φυσική δραστηριότητα και η διατροφή.

Η σύσταση του σώματός

Το σώμα μας αποτελείται από λίπος και από άλιπη σωματική μάζα που συνθέτουν το συνολικό βάρος του σώματος. Η άλιπη μάζα περιλαμβάνει τα οστά, τους μύες, το νερό και τους ιστούς. Το σωματικό λίπος αποτελείται από το σπλαχνικό λίπος το οποίο είναι το λίπος οργάνων (όπως πνεύμονες, συκώτι αδένες κτλ) και το αποθηκευτικό λίπος.

Όταν παίρνουμε κιλά το λίπος συσσωρεύεται στον οργανισμό μας. Ο λιπώδης ιστός είναι οι αποθήκες λίπους του οργανισμού μας. Όταν κάποιος καταναλώνει περισσότερη τροφή από όση χρειάζεται ο οργανισμός του τότε ο λιπώδης ιστός αυξάνεται.

Η μέτρηση του ποσοστού λίπους του σώματος μας βοηθάει να καταλάβουμε αν βρισκόμαστε σε φυσιολογικά επίπεδα ή όχι. Για να μετρήσουμε αντικειμενικά το ποσοστό λίπους στο σώμα μας υπάρχουν διάφορα όργανα τα οποία ονομάζονται λιπομετρητές. Αν το ποσοστό λίπους βρίσκεται χαμηλότερα από τα φυσιολογικά επίπεδα τότε το άτομο είναι λιποβαρές και αν βρίσκεται πάνω από τα φυσιολογικά επίπεδα τότε είναι παχύσαρκο. Στους άντρες το φυσιολογικό ποσοστό λίπους κυμαίνεται από 15-25% και στις γυναίκες από 18-35% του συνολικού σωματικού βάρους. Οι γυναίκες φυσιολογικά έχουν περισσότερο λίπος από τους άντρες. Με την ηλικία αυξάνεται το ποσοστό του σωματικού λίπους και στα δύο φύλα περίπου 600-800 γραμμάρια το έτος. Η κακή διατροφή μπορεί να οφείλεται σε υπερβολική λήψη τροφής, κακής ποιότητας διατροφή και ελλιπή διατροφή.

Διατροφή

Διατροφή είναι η επιστήμη που ασχολείται με τις τροφές και τα θρεπτικά στοιχεία που βρίσκονται σε αυτές, τις δράσεις, τις αλληλεπιδράσεις και την ισορροπία αυτών σε σχέση με την υγεία και την ασθένεια, καθώς επίσης και τη διαδικασία με την οποία ο οργανισμός διασπά, απορροφάει, μεταφέρει, χρησιμοποιεί και απεκκρίνει θρεπτικά στοιχεία που βρίσκονται στις τροφές.

Η διατροφική πυραμίδα

Η διατροφική πυραμίδα έχει αναπτυχθεί με επιστημονικά στοιχεία, με σκοπό να χρησιμοποιηθεί ως εργαλείο για υγιεινή διατροφή. Η διατροφική πυραμίδα μας βοηθάει να υπολογίσουμε την ποσότητα από το κάθε είδος διατροφικών συστατικών πρέπει να βάζουμε στο διαιτολόγιο μας.

Στην κορυφή της πυραμίδας βρίσκονται οι τροφές που πρέπει να καταναλώνονται πιο σπάνια, περίπου μία φορά την εβδομάδα ή και καθόλου. Στη βάση της πυραμίδας βρίσκονται οι τροφές που πρέπει να καταναλώνουμε καθημερινά.

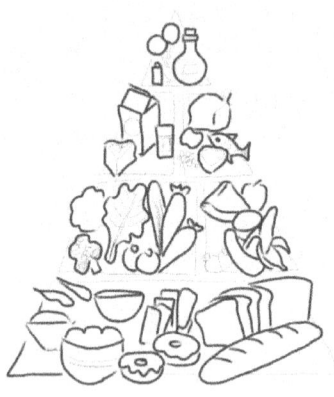

Η κορυφή της πυραμίδας περιέχει τα **λίπη**, τα **έλαια** και τα **γλυκά**. Στην δεύτερη θέση της πυραμίδας βρίσκονται οι τροφές που είναι πλούσιες σε **πρωτεΐνες** (το κρέας, το ψάρι, τα πουλερικά, όσπρια, αυγά). Στην Τρίτη θέση βρίσκονται οι τροφές που περιέχουν **βιταμίνες** (φρούτα, λαχανικά). Στην βάση της πυραμίδας βρίσκονται οι τροφές που είναι πλούσιες σε **υδατάνθρακες** (ψωμί, ρύζι, ζυμαρικά, δημητριακά, πατάτες)

Ας αναρωτηθούμε

-Φάγαμε χθες τροφές που ανήκουν σε κάθε μία από τις παραπάνω κατηγορίες;

-Συνηθίζουμε να τρώμε τροφές από όλες τις κατηγορίες καθημερνά;

-Πόσο συχνά τρώμε τροφές από την κάθε κατηγορία;

-Συγκρίνουμε την ποσότητα που πρέπει να καταναλώνεται ημερησίως και την ποσότητα που πρέπει να καταναλώνεται εβδομαδιαίως.

Θρεπτικά συστατικά

Υπάρχουν έξι κύριες κατηγορίες στις οποίες ταξινομούνται τα πενήντα περίπου θρεπτικά συστατικά που είναι απαραίτητα για την ανάπτυξη του σώματος:

Οι υδατάνθρακες- αποτελούν την κύρια πηγή ενέργειας για το σώμα. Υπάρχουν οι απλοί και οι σύνθετοι υδατάνθρακες. Οι απλοί υδατάνθρακες βρίσκονται στη ζάχαρη (γλυκόζη) και στα φρούτα (φρουκτόζη). Οι σύνθετοι υδατάνθρακες περιέχονται στις αμυλώδης τροφές όπως είναι το ψωμί, τα ζυμαρικά, το ρύζι. Τα επεξεργασμένα τρόφιμα όπως ο άσπρο ρύζι και το άσπρο αλεύρι έχουν περάσει μεγάλη επεξεργασία, ενώ τα ανεπεξέργαστα τρόφιμα όπως το ψωμί ολικής αλέσεως είναι πιο υγιεινά γιατί περιέχουν περισσότερα συστατικά.

Τα λίπη- είναι απαραίτητα για την ανάπτυξη διαφόρων ορμονών και προστατεύουν το νευρικό σύστημα. Τα λίπη χωρίζονται σε κορεσμένα και ακόρεστα. Τα κορεσμένα υπάρχουν σε όλες τις τροφές που προέρχονται από ζώα, όπως το γάλα, το τυρί και το βούτυρο. Τα ακόρεστα λίπος είναι το φυτικό λίπος και το βρίσκουμε στο ελαιόλαδο και στους ξηρούς καρπούς.

Οι πρωτεΐνες- είναι τα δομικά συστατικά του οργανισμού. Οι πρωτεΐνες αποτελούν το δομικό συστατικό του κυττάρου. Με τις πρωτεΐνες ανασυντίθενται και αντικαθιστούνται τα κύτταρα. Βρίσκονται σε προϊόντα ζωικής προέλευσης όπως το κρέας το ψάρι, τα αυγά, το γάλα. Θα πρέπει να προσλαμβάνουμε 1 γραμμάριο πρωτεΐνης ανά κιλό σωματικού βάρους ημερησίως (1γρ/kg), όμως τα παιδιά που είναι στην ανάπτυξή τους χρειάζονται περισσότερη ποσότητα περίπου (1,5γρ/kg).

Οι βιταμίνες- δεν μπορεί να τις συνθέσει ο οργανισμός και τις προσλαμβάνει από τις τροφές. Είναι απαραίτητες σε πολύ μικρές ποσότητες για την αύξηση και διατήρηση ενός ζωντανού οργανισμού. Χωρίζονται σε υδατοδιαλυτές (B,C,P) και λιποδιαλυτές (A,D,E, K) Η έλλειψη βιταμινών μπορεί να προκαλέσει προβλήματα στον οργανισμό. Πηγές βιταμινών είναι τα φρούτα, τα λαχανικά, τα γαλακτοκομικά, το σιτάρι, οι ξηροί καρποί, τα όσπρια.

Τα μέταλλα και ιχνοστοιχεία- είναι ανόργανα στοιχεία τα οποία είναι απαραίτητα για τον οργανισμό μας σε ελάχιστη ποσότητα. Είναι τα μακροστοιχεία (ασβέστιο, φώσφορος, θείο, κάλιο, νάτριο, χλώριο, μαγνήσιο), τα ιχνοστοιχεία (σίδηρος, φθόριο, ψευδάργυρος, χαλκός, ιώδιο, μαγγάνιο, χρώμιο, κοβάλτιο). Δεν έχουν καμία ενεργειακή απόδοση δηλαδή δεν έχουν θερμίδες.

Το νερό- αποτελεί το μεγαλύτερο ποσοστό στον ανθρώπινο οργανισμό και είναι απαραίτητο για τη διατήρηση στη ζωή. Στον οργανισμό είναι διαλύτης, λιπαντικό, μέσο μεταφοράς και απαραίτητο για τη θερμορύθμιση του σώματος.

Πληροφορίες για το θερμιδικό περιεχόμενο των θρεπτικών συστατικών

Θρεπτικά συστατικά	Θερμίδες ανά γραμμάριο
Υδατάνθρακες	4 kcal
Πρωτεΐνες	4 kcal
Λίπη	9 kcal
Οινόπνευμα	7 kcal
Βιταμίνες, μέταλλα, ιχνοστοιχεία	0 kcal

Πληροφορίες για τα θρεπτικά συστατικά

Θρεπτικά συστατικά	Που βοηθάνε	Που τα βρίσκουμε	Τι προκαλεί η έλλειψη	Τι προκαλεί υπερβολική πρόσληψη
Νερό	Διαλύτης, λιπαντικό, μέσο μεταφοράς	Νερό, Υγρά	Ζαλάδες και πονοκεφάλοι	Υπονατριαιμία (λήθαργος, σύγχυση απάθεια)
Πρωτεΐνη	Σύνθεση νέου ιστού	κρέας , ψάρι, αυγά, γάλα	Αδυναμία σύνθεσης ιστού	Επιβάρυνση ήπατος και νεφρών, αφυδάτωση
Υδατά-νθρακες	Δίνουν ενέργεια, γεύση,	Μακαρόνια, ρύζι, πατάτες	Αδυναμία	Παχυσαρκία
Λίπη	Σύνθεση κυττάρων, ενέργεια, γεύση, θερμορύθμιση	Φυτική και ζωική προέλευση, αυγά κρέας, πλήρη γαλακτοκομικα, ξηροί καρποί	Δημιουργία καινούργιων ιστών	Χοληστερίνη, φράξιμο αρτηριών, μειωμένη λειτουργία ανοσοποιητικού
Βιταμίνη Α	Καλή όραση	Συκώτι, σπανάκι, αυγά, ψάρια καρότα	Ξηροφθαλμία νυκταλωπία	
Βιταμίνες Β (Β1, Β2, Β3, Β6, Β10, Β12)	Στο δέρμα και στο νευρικό σύστημα	Συκώτι, λαχανικά	Εξάντληση, αδύνατη μνήμη, δερματικές παθήσεις	
Βιταμίνη C	Θωρακίζει το ανοσοποιητικό σύστημα	Εσπεριδοειδή, ακτινίδια, μήλα, φράουλες, πιπεριές	Σκορβούτο (αιμορραγία αγγείων)	
Βιταμίνη D	Απορρόφηση του ασβεστίου και του φωσφόρου	Σαρδέλες, τόνος, γάλα, βούτυρο, αυγά, ηλιακή ακτινοβολία	Παραμόρφωση οστών, βλάβες ακοής	Διάρροια, πονοκέφαλος, ναυτία, ασβέστιο στα νεφρά
Βιταμίνη Ε	Προστατεύει την κύτταρα και τα λευκά ερυθρά αιμοσφαίρια, αντιοξειδωτική	Ξηρούς καρπούς, πράσινα λαχανικά		
Βιταμίνη Κ	Βοηθά στην πήξη του αίματος	Λαχανικά		Τοξικότητα

ΠΡΟΣΟΧΗ: Η λήψη υπερβολικών δόσεων βιταμινών μπορεί να βλάψει τον οργανισμό γιατί προκαλεί υψηλές τοξικές συγκεντρώσεις. Πρέπει να προσέχουμε την αλόγιστη χρήση συμπληρωμάτων διατροφής και βιταμινών-δεν είναι πάντα ακίνδυνες όπως ισχυρίζονται οι διαφημίσεις. Καλό θα είναι να συμβουλευόμαστε το γιατρό μας.

Ας αναρωτηθούμε

Γιατί τρώμε κάποιες τροφές ενώ γνωρίζουμε ότι είναι βλαβερές;

Γνωρίζω για τα ανθυγιεινά φαγητά

✓ Το επιπλέον λίπος που περιέχουν τα πρόχειρα φαγητά επιβαρύνει το συκώτι.

✓ Τα προϊόντα λάιτ μπορεί να περιέχουν λιγότερα λιπαρά αλλά μερικές φορές περιέχουν περισσότερη ζάχαρη .

✓ Το επιπλέον λίπος, το αλάτι και η ζάχαρη κάνουν τα ανθυγιεινά φαγητά πιο νόστιμα

✓ Η κατανάλωση μεγάλου ποσοστού λίπους εμποδίζει τον εγκέφαλο να καταλάβει το αίσθημα κορεσμού. Έτσι γινόμαστε αχόρταγοι

✓ Πειράματα σε ζώα έχουν δείξει ότι τα πρόχειρα φαγητά προκαλούν εθισμό. Μπορεί να αναπτυχθούν συμπτώματα στέρησης με τη διακοπή συγκεκριμένων φαγητών.

7.3. Δημιουργούμε μόνοι μας ένα ισορροπημένο διαιτολόγιο

Το εβδομαδιαίο διαιτολόγιο θα πρέπει να συμπεριλαμβάνει όλα τα είδη τροφών. Προσπαθούμε να τηρούμε τα 3 βασικά γεύματα (πρωινό, μεσημεριανό, βραδινό) σύμφωνα με την αναλογία των θρεπτικών συστατικών που πρέπει να καταναλώνονται καθημερινά (50-60%

υδατάνθρακες, 30% λίπη και 15% πρωτεΐνες σε κάθε γεύμα). Προσθέτουμε 2 γεύματα (δεκατιανό, απογευματινό) τα οποία μπορούν να περιλαμβάνουν φρούτα, ξηρούς καρπούς, γαλακτοκομικά προϊόντα κτλ.

Φτιάχνουμε το υγιεινό βιβλίο συνταγών. Ο κάθε ένας στην οικογένεια μπορεί να προτείνει την αγαπημένη του υγιεινή συνταγή. Μπορούμε να την καταγράψουμε αλλά και να την βγάλουμε φωτογραφία. Έπειτα όλες οι συνταγές μπορούν να ενωθούν σε ένα έντυπο. Το υγιεινό βιβλίο της οικογένειας.

7.4. Ασθένειες από τη συσσώρευσης λίπους στην υγεία

Όσοι έχουν αυξημένα επίπεδα λίπους μπορεί να εκδηλώσουν διάφορες επιπλοκές στην υγεία τους όπως είναι οι παρακάτω:

Ο Σακχαρώδης διαβήτης είναι μεταβολική ασθένεια στην οποία το σάκχαρο στο αίμα αυξάνεται. Όταν το σάκχαρο δεν ελέγχεται, μπορεί να προκαλέσει πολλές επιπλοκές στον οργανισμό όπως καρδιαγγειακή νόσο, νεφρική ανεπάρκεια, βλάβες στην όραση, βλάβες στο νευρικό σύστημα, κώμα.

Η αυξημένη αρτηριακή υπέρταση όταν το αίμα πιέζει περισσότερο από το φυσιολογικό τα τοιχώματα των αρτηριών. Η υπέρταση μπορεί να προκαλέσει διάφορες παθήσεις όπως η αρτηριοσκλήρυνση, η βλάβη των αγγείων, οι βλάβες των οφθαλμών και των νεφρών.

Οι καρδιαγγειακές επιπλοκές όπως το έμφραγμα όταν φράζει μια αρτηρία και δεν μπορεί να κυκλοφορήσει το αίμα προς την καρδιά και το εγκεφαλικό όταν η παροχή του αίματος σε μια περιοχή του εγκεφάλου σταματήσει και τα κύτταρα σταματούν να παίρνουν οξυγόνο και καταστρέφονται.

75

Οι **διαταραχές ύπνου** όπως η υπνική άπνοια, δηλαδή η διακοπή της αναπνοής κατά τη διάρκεια του ύπνου. Αν εμφανίζεται ροχαλητό και κακή ποιότητα ύπνου, ο οργανισμός δεν ξεκουράζεται όσο χρειάζεται και υπάρχει κόπωση κατά τη διάρκεια της ημέρας.

Η **φλεβική ανεπάρκεια** όταν οι φλέβες δεν λειτουργούν σωστά, υπάρχει πρόβλημα στις βαλβίδες των φλεβών και αναπτύσσονται κιρσοί ή μπορεί να προκληθούν θρομβώσεις.

Η **οστεοαρθρίτιδα** είναι εκφυλιστική πάθηση των αρθρώσεων με απώλεια του χόνδρου και καταστροφή των οστών. Αποτέλεσμα είναι η μειωμένη κινητικότητα της άρθρωσης, πόνος, ατροφία μυών και συνδέσμων.

Οι **διαταραχές περιόδου** στις γυναίκες μπορεί να προκληθούν από το αυξημένο ή αντίστοιχα το πολύ χαμηλό βάρος, με ορμονικές διαταραχές και αλλαγές στον εμμηνορροϊκό κύκλο.

Κάποιες μορφές καρκίνου όπως καρκίνος παχέως εντέρου, καρκίνος του οισοφάγου και του στομάχου.

Ψυχολογικές διαταραχές όπως χαμηλή αυτοεκτίμηση, χαμηλή αυτοπεποίθηση, καταθλιπτικά συμπτώματα, άγχος, διαταραχές εικόνας του σώματος.

ΠΡΟΣΟΧΗ:
Έρευνες έχουν δείξει ότι κάποιος που είναι αδύνατος αλλά δεν προσέχει τη διατροφή του και δεν γυμνάζεται μπορεί να εμφανίσει κάποιες από τις παραπάνω παθήσεις.

8. Άσκηση

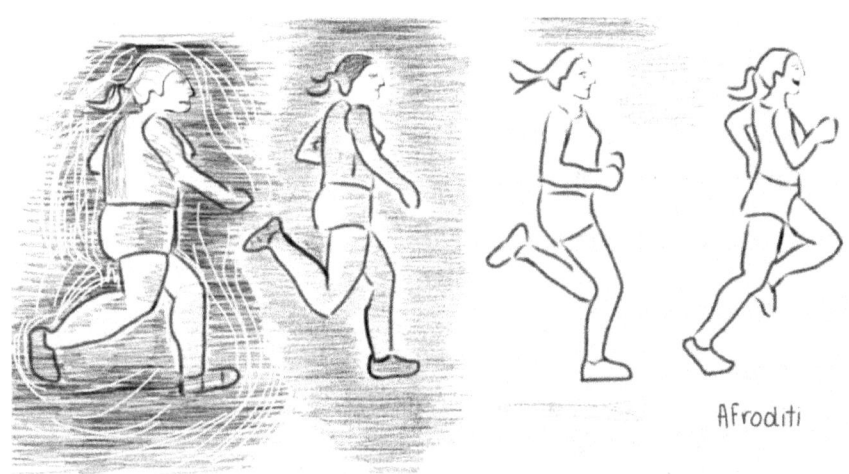

Afroditi

8.1. Τα οφέλη της άσκησης στην υγεία μας

Το ανθρώπινο σώμα είναι φτιαγμένο για διαρκή κίνηση και σε καμία περίπτωση για καθιστική ζωή. Η άσκηση στις σύγχρονες συνθήκες ζωής καλύπτει τα κενά του τρόπου ζωής μας. Η καθημερινή άσκηση μας προσφέρει:

- ✓ Αντοχή, δύναμη και ελαστικότητα
- ✓ Αντίσταση του οργανισμού στις ασθένειες
- ✓ Έλεγχος του βάρους και της παχυσαρκίας
- ✓ Καλύτερη απόδοση στην καθημερινότητά μας

- ✓ Βελτίωση στους μυοσκελετικούς πόνους (μέση, πλάτη και αυχένας, αρθρώσεις)
- ✓ Πρόληψη καρδιαγγειακών προβλημάτων
- ✓ Πρόληψη αναπνευστικών προβλημάτων
- ✓ Μείωση καπνίσματος, αλκοόλ και άλλων ανθυγιεινών συνηθειών
- ✓ Πρόληψη στις μεταβολικές και νευρολογικές διαταραχές
- ✓ Ευεργετικές επιδράσεις σε ασθένειες, όπως η υπέρταση, η οστεοπόρωση, ο διαβήτης ακόμα και στον καρκίνο
- ✓ Καλύτερη διάθεση, ζωντάνια χαρά και ευχαρίστηση
- ✓ Λιγότερο στρες και ένταση, είναι ένας καλός τρόπος να χαλαρώνουμε
- ✓ Ωραίο σώμα και καλύτερη εμφάνιση
- ✓ Μεγαλύτερη σιγουριά και αυτοπεποίθηση
- ✓ Καλύτερη πνευματική απόδοση
- ✓ Καλύτερη αυτοσυγκέντρωση
- ✓ Πιο ευχάριστο ύπνος
- ✓ Παρέες και κοινωνικές σχέσεις, ευχαρίστηση της ομάδας μέσα από την άσκηση

Προσοχή

Μεγαλύτερο κίνδυνο για την υγεία του έχει ένας αδύνατος ο οποίος δεν γυμνάζεται από κάποιο υπέρβαρο άτομο που ασκείται καθημερινά. Η σημαντικότητα της άσκησης είναι πολύ βασική για τη συνολική μας υγεία.

8.2. Τα οφέλη της άσκησης στην ψυχική υγεία

Με την άσκηση αυξάνεται η ενεργητικότητα και επηρεάζεται η ψυχική διάθεση όσων γυμνάζονται συστηματικά. Έρευνες έχουν αποδείξει ότι η φυσική δραστηριότητα βελτιώνει την ψυχολογία:

- ✓ Μειώνοντας τα επίπεδα άγχους και στρες
- ✓ Βελτιώνοντας τις διαταραχές διάθεσης όπως την κατάθλιψη, το θυμό και την εξάντληση
- ✓ Αυξάνοντας την αυτοπεποίθηση

✓ Βελτιώνοντας την εικόνα του σώματος.

Οι αλλαγές στην ψυχολογία του ατόμου, κυρίως οφείλονται στην διατήρηση και τόνωση της σωματικής υγείας. Σε νευροφυσιολογικό επίπεδο, η άσκηση επιδρά στις ουσίες που παράγονται στον οργανισμό και επηρεάζουν την λειτουργία του εγκεφάλου. Επίσης η καλή λειτουργία του εγκεφάλου εξαρτάται άμεσα από την αιματική ροή η οποία επηρεάζεται από τις καρδιαγγειακές παθήσεις, το σάκχαρο και γενικότερα την μειωμένη οξυγόνωση των εγκεφαλικών κυττάρων. Η άσκηση είναι ο μόνος φυσικός τρόπος για την ανάπτυξη και διατήρηση της μέγιστης πρόσληψης οξυγόνου άρα και την καλή οξυγόνωση του εγκεφάλου.

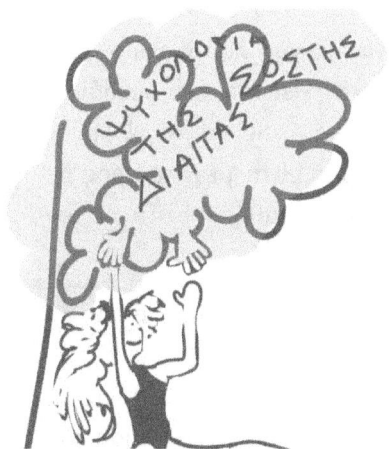

Η άσκηση βελτιώνει την ψυχική υγεία και την ευεξία του ατόμου καθώς εκτός από τις φυσιολογικές αλλαγές δίνει στοιχεία εσωτερικών και εξωτερικών αμοιβών στο άτομο που γυμνάζεται. Ως προς τις εξωτερικές αμοιβές, η άσκηση επηρεάσει και διαμορφώνει χαρακτηριστικά της προσωπικότητας όπως είναι η ηθική, η κοινωνικοποίηση και ο τρόπος ζωής του ασκούμενου. Η οποιαδήποτε μορφή κοινωνικοποίησης τονώνει την ψυχική υγεία του ατόμου. Επίσης η προσωπική βελτίωση αλλά και η επίτευξη των στόχων, η βελτίωση, αποτελούν εσωτερικούς παράγοντες επιβράβευσης του ατόμου. Οι παράγοντες αυτοί συντελούν στην αύξηση της αυτοπεποίθησης και αυτοεκτίμησης.

Πώς η άσκηση επηρεάζει την ψυχική υγεία

Η άσκηση προάγει τον σχηματισμό και την απελευθέρωση ενδογενή οποιοειδών όπως εγκεφαλίνης και ενδορφινών και αυξάνει τα επίπεδα συγκέντρωσης σεροτονίνης ντοπαμίνης και νορεπινεφρίνης, που σχετίζονται με την ψυχική διάθεση, προκαλούν εφορία και καταπραΰνουν τον πόνο (με δράση αντίστοιχη με αυτή των αντικαταθλιπτικών).

Συγκριτικά με τους αγύμναστους αυτοί που γυμνάζονται έχουν μεγαλύτερη αυτοεκτίμηση, καλύτερη διάθεση και είναι πιο δραστήριοι. Επίσης η άσκηση σχετίζεται με την μείωση του άγχους. Το σώμα αντιδρά στο άγχος, απελευθερώνοντας στο αίμα ορμόνες του όπως η κορτιζόλη και η αδρεναλίνη. Επιβεβαιώνεται η αντικαταθλιπτική και αντιαγχωτική δράση της άσκησης.Έρευνες έχουν δείξει ότι η αποτελεσματικότερη αντικαταθλιπτική θεραπεία γίνεται με συνδυασμό άσκησης και αντικαταθλιπτικών φαρμάκων

Η άσκηση διατηρεί τα επίπεδα των γνωστικών λειτουργιών που υφίστανται μείωση από το γήρας, όπως τη μείωση του κινδύνου εμφάνισης συμπτωμάτων άνοιας και στην νόσο Alzheimer. Ο κίνδυνος απώλειας πνευματικών δεξιοτήτων και μνήμης είναι μεγαλύτερος σε άτομα που δεν γυμνάζονται. Επίσης, κινητική μάθηση αυξάνει τον αριθμό και την ισχύ των συνάψεων στην παρεγκεφαλίδα.

Η άσκηση συμβάλλει θετικά και στις διαταραχές ύπνου. Η διάρκεια του ύπνου και οι μετρήσεις από ηλεκτροεγκεφαλογραφήματα κυμάτων χαμηλού πλάτους ήταν υψηλότερα σε άτομα με καλή φυσική κατάσταση. Θετικά αποτελέσματα επιφέρει η άσκηση στη ρύθμιση του συνδρόμου υπνικής άπνοιας.

Άσκηση για την αντιμετώπιση του άγχους

Καλύτερα αποτελέσματα για την μείωση του άγχους με την άσκηση έχουμε όταν:

✓ Η άσκηση είναι αερόβια (τρέξιμο, κολύμπι, ποδήλατο)
✓ Η διάρκεια του προγράμματος είναι το ελάχιστο 10 -15 εβδομάδων
✓ Τα άτομα έχουν χαμηλή φυσική κατάσταση και υψηλά επίπεδα άγχους.

✓ Η εφαρμογή άσκησης για την καταπολέμηση του άγχους έχει καλύτερα αποτελέσματα όταν συνδυάζεται με άλλες θεραπείες.

Άσκηση για την αντιμετώπιση κατάθλιψης

Η άσκηση επιφέρει καλύτερα αποτελέσματα στην κατάθλιψη όταν:

✓ Η διάρκεια του προγράμματος είναι μεγαλύτερη από 9 εβδομάδες
✓ Η άσκηση έχει μεγάλη διάρκεια, υψηλή ένταση και πραγματοποιείται τις περισσότερες ημέρες της εβδομάδος.

8.3. Γιατί δεν γυμνάζομαι;

Για να διορθώσουμε μια συμπεριφορά η οποία δεν μας ικανοποιεί θα πρέπει όπως είπαμε και παραπάνω να την αναλύσουμε και να την κατανοήσουμε.

Ας αναρωτηθούμε

-Δεν έχω ελεύθερο χρόνο για άσκηση γιατί θα παραμελήσω τις υπόλοιπες σημαντικές δουλειές μου;
- Δεν μου αρέσει να ιδρώνω και να πιέζω τον εαυτό μου;
-Οι φίλοι μου δεν ασκούνται, εγώ γιατί να το κάνω;
-Δεν μου αρέσει να ασκούμαι γιατί δεν είμαι καλός και δεν τα καταφέρνω με αυτά;
-Θεωρώ ότι είναι πολύ κουραστικό να γυμνάζεται κανείς;
-Αυτές οι ασχολίες είναι μόνο για όσους ασχολούνται με τον αθλητισμό;
-Νιώθω πολύ καλά χωρίς άσκηση;
-Η άσκηση είναι χάσιμο χρόνου;
- Βρίσκω την άσκηση ευχάριστη δραστηριότητα;

8.4. Η άσκηση βελτιώνει το μεταβολισμό

Μεταβολισμός ορίζεται ο ρυθμός με τον οποίο ο οργανισμός μας καίει θερμίδες όταν βρισκόμαστε σε ανάπαυση. Οι μύες είναι τα όργανα που καταναλώνουν την περισσότερη ενέργεια στο σώμα μας.

Οι μεγάλοι μύες καταναλώνουν περισσότερη ενέργεια ακόμα και σε φάσεις ηρεμίας.

Για να καταλάβουμε τη διαφορά γνωρίζουμε ότι κάθε 450γρ της καθαρής μυϊκής μάζας από το σώμα μας καίει περίπου 14 θερμίδες την ημέρα. Ενώ κάθε 450γρ του λιπώδους ιστού καίει μόνο 2 περίπου θερμίδες την ημέρα. Βλέπουμε ότι η διαφορά είναι πάρα πολύ σημαντική.

Άτομα με ανεπτυγμένο μυϊκό σύστημα έχουν πολύ καλύτερο μεταβολισμό από άτομα αγύμναστα. Άρα για να αυξήσουμε το μεταβολισμό μας αυξάνουμε τη μυϊκή μας μάζα με την άσκηση. Με αυτό τον τρόπο, βελτιώνουμε την διαδικασία του έλεγχου του βάρους.

Η άσκηση χτίζει την μυϊκή μας μάζα, και καθώς η μυϊκή μας μάζα αυξάνεται καίμε περισσότερες θερμίδες,

Ακόμα και όταν δεν γυμναζόμαστε!

8.5. Κατανάλωση θερμίδων

Με τη φυσική δραστηριότητα καταναλώνεται το 15-30% της συνολικής καθημερινής ενέργειας. άτομα που γυμνάζονται καθημερινά καταναλώνουν πολύ περισσότερη ενέργεια από άτομα που δεν γυμνάζονται. Η φυσική δραστηριότητα είναι πιο αποτελεσματική για την αντιμετώπιση της παχυσαρκίας και τον έλεγχο του ποσοστού λίπους, όταν γίνεται για μεγαλύτερο χρονικό διάστημα, παρά όταν γίνεται για πολύ μικρό χρονικό διάστημα.

Στον παρακάτω πίνακα παρουσιάζονται ενδεικτικά οι θερμίδες που καταναλώνονται ανά ώρα σε διάφορες φυσικές δραστηριότητες ανάλογα με τα κιλά που έχουμε:

Δραστηριότητα	50 κιλά	60 κιλά	70κιλά
Περπάτημα	187	212	250
Καλαθοσφαίριση	225	255	300
Κολύμβηση	240	272	320
Πετοσφαίριση	262	297	350
Ποδηλασία	157	178	210
Ποδόσφαιρο	405	459	540
Προπόνηση με βάρη	352	399	470
Ρακέτες	450	510	600
Σχοινάκι	525	595	700
Τζούντο-καράτε	232	263	310
Τρέξιμο	487	552	650
Χειροσφαίριση	450	510	600
Αεροβική-χορός	315	357	420

8.6. Άσκηση και διατροφή

Σωστή είναι η λήψη τροφής 3-4 ώρες πριν γυμναστούμε έτσι ώστε ο οργανισμός μας να έχει χωνέψει. Κατά τη διάρκεια της άσκησης θα πρέπει να πίνουμε συχνά νερό και εάν η άσκηση που κάνουμε έχει μεγάλη διάρκεια, θα πρέπει να προσλαμβάνουμε και υδατάνθρακες. Όσοι γυμνάζονται έχουν μεγαλύτερες απαιτήσεις σε καύσιμα δηλαδή τροφές. Το σώμα μας χρειάζεται:

✓ Περισσότερους υδατάνθρακες για να έχει περισσότερη αντοχή κατά τη διάρκεια της άσκησης αλλά και για την αποκατάσταση.
✓ Περισσότερη πρωτεΐνη για να χτίσει δυνατούς μύες
✓ Περισσότερο ασβέστιο για να χτίσει δυνατά κόκαλα
✓ Πολύ νερό για να αντικαθιστούμε τα υγρά που χάνονται με την άσκηση

8.7. Βάζω την άσκηση στη ζωή μου

Πριν ξεκινήσουμε την άσκηση θα πρέπει να κάνουμε ιατρικές εξετάσεις, κυρίως από καρδιολόγο. Ξεκινάμε να γυμναζόμαστε με χαμηλή ένταση και προχωράμε σταδιακά αυξάνοντας τη διάρκεια και την ένταση. Η υπερβολική άσκηση, ιδιαίτερα όταν έχουμε ξεκινήσει, μπορεί να οδηγήσει σε υπερκόπωση και τραυματισμούς.

Ιδανικό είναι να βρούμε την άσκηση που ταιριάζει καλύτερα στον τρόπο ζωής μας και στο χαρακτήρα μας, είτε αυτό είναι ένα γυμναστήριο, χορός, ποδήλατο, κολύμπι, πεζοπορία, αθλοπαιδιές κτλ. Αν μας αρέσει αυτό που κάνουμε τότε παίρνουμε μεγαλύτερη ικανοποίηση και αυξάνουμε τις πιθανότητες να γυμναζόμαστε συστηματικά.

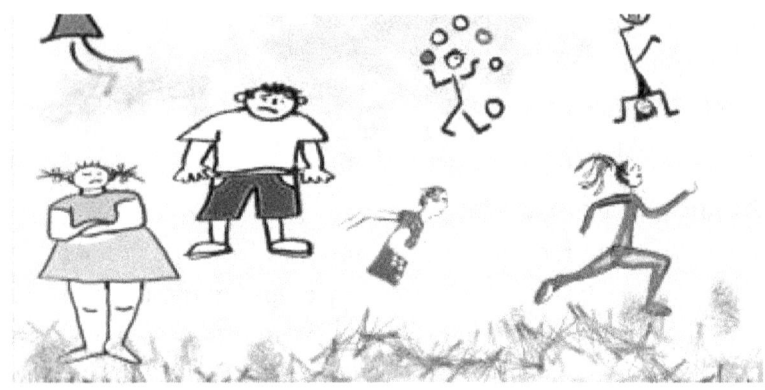

8.8. Είδη άσκησης

Η σωματική δραστηριότητα μπορεί να διαχωριστεί σε δυο κατηγορίες, την αερόβια και την αναερόβια άσκηση.

Η αερόβια άσκηση εμπλέκει την κίνηση μεγάλων μυϊκών μαζών κατά την διάρκεια μιας συνεχούς χρονικής περιόδου. Δηλαδή δουλεύουμε μεγάλες μυϊκές ομάδες για μεγάλη διάρκεια και χαμηλή ένταση. Η αερόβια άσκηση περιλαμβάνει τις ακόλουθες δραστηριότητες:

✓ Τρέξιμο
✓ Γρήγορο περπάτημα
✓ Αεροβική άσκηση (αερόμπικ, χορός)
✓ Κολύμπι
✓ Ποδήλατο

Όταν συμπεριλάβουμε την αερόβια άσκηση στην καθημερινή μας ρουτίνα, η καρδιά και το καρδιαγγειακό μας σύστημα βελτιώνονται. Επιπροσθέτως, η διάθεση μας καλυτερεύει επειδή η άσκηση απελευθερώνει το άγχος και την πίεση.

Η αναερόβια άσκηση χτίζει δυνατούς μύες και περιλαμβάνει δραστηριότητες όπως:

- ✓ Βάρη
- ✓ Ασκήσεις με μηχανήματα αντιστάσεων
- ✓ Ασκήσεις με το βάρος του σώματος
- ✓ Ισομετρικές ασκήσεις (όταν το μήκος του μυός δεν μεταβάλλεται)

Μόνο 20 λεπτά αναερόβιας άσκησης την ημέρα μπορεί να επιφέρει σημαντικές αλλαγές στο σχήμα του σώματος μας και στην συνολική φυσική μας κατάσταση. Η ανάπτυξη της μυϊκής μάζας βοηθά στην προστασία των οστών, η οποία είναι εξαιρετικά σημαντική για όλους. Επίσης συντελεί και στην ανάπτυξη του μεταβολισμού μας

Οι αθλοπαιδιές αποτελούν συνδυασμό της αερόβιας και της αναερόβιας άσκησης. Ουσιαστικά πραγματοποιούνται συνεχόμενα, με πολύ μικρά διαλείμματα και περιέχουν κομμάτια με έντονες προσπάθειες. Οι αθλοπαιδιές είναι πολύ ωραίος τρόπος για να γυμναζόμαστε ενώ συγχρόνως παίζουμε. Αναζωογονείται το σώμα και το πνεύμα ενώ παράλληλα διασκεδάζουμε.

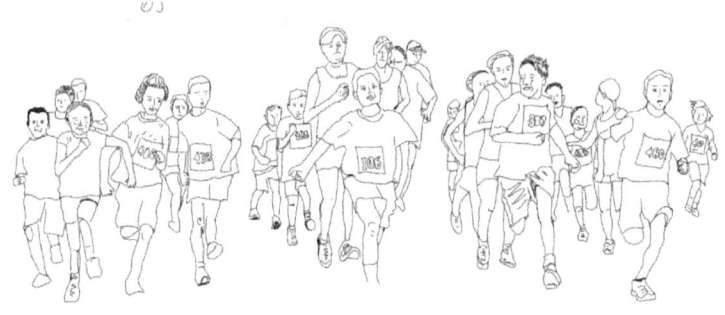

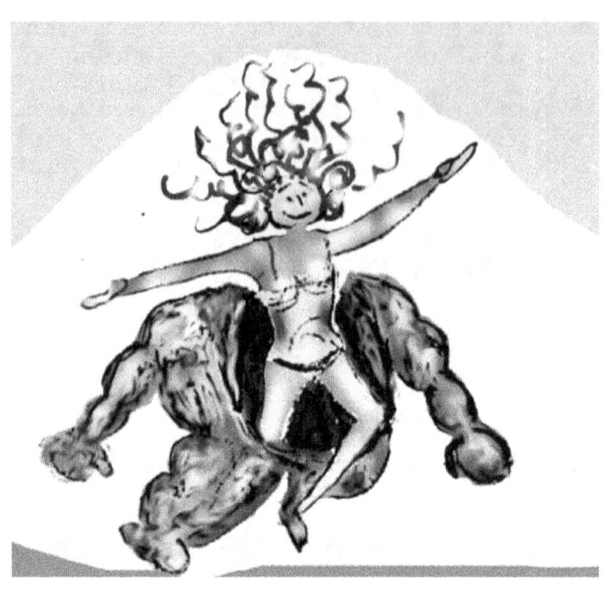

8.9. Παρακολουθώ την καθημερινή μου άσκηση

Η καθημερινή παρακολούθηση και καταγραφή της γυμναστικής μας, αποτελεί σημαντικό τρόπο επιβράβευσης, γιατί φαίνεται στο χαρτί ο κόπος μας. Στον παρακάτω πίνακα καταγράφω το χρόνο και το είδος της φυσικής δραστηριότητας για μία εβδομάδα

Ημερολόγιο εβδομαδιαίας φυσικής δραστηριότητας

Ημέρα	Είδος φυσικής δραστηριότητας	διάρκεια
Δευτέρα		
Τρίτη		
Τετάρτη		
Πέμπτη		
Παρασκευή		
Σάββατο		
Κυριακή		

Φτιάχνω την καμπύλη της μηνιαίας φυσικής μου δραστηριότητας.

Στην οριζόντια γραμμή αναγράφονται οι μέρες του μήνα και στην κάθετη στήλη ο χρόνος που γυμναζόμαστε ημερησίως σε λεπτά. Το γράφημα που θα προκύψει θα μας δείξει τα επίπεδα της άσκησης όλο το μήνα. Η σχηματική απεικόνιση της γυμναστικής που κάνουμε, θα τονώσει με μια ματιά την αυτοπεποίθηση μας και θα μας ανεβάσει το ηθικό για περισσότερη προσπάθεια. Επίσης με μια ματιά γίνεται σύγκριση μεταξύ των μηνών και φαίνεται η βελτίωση μας. Αντίστοιχα θα μπορούσε να γίνει και εβδομαδιαίος ή ετήσιος πίνακας άσκησης.

Μελετάμε τον πίνακα που καταγράψαμε την εβδομαδιαία φυσική δραστηριότητα. Τι πρέπει να κάνουμε για να βελτιώσουμε την υγεία μας και το βάρος μας. Πρέπει να τροποποιήσουμε το είδος και το χρόνο που αφιερώνουμε την εβδομάδα σε φυσική δραστηριότητα ως εξής.

Ως προς τη συχνότητα………………………

Ως προς τη διάρκεια……………………….

Ως προς το είδος άσκησης………………

9. Οι στόχοι στο αδυνάτισμα

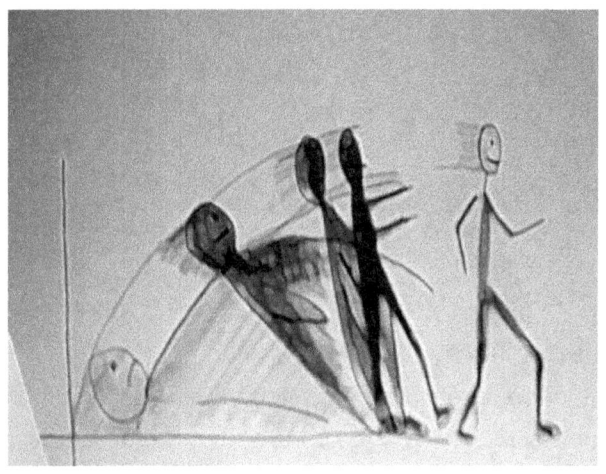

Στόχους πρέπει να βάζουμε για οτιδήποτε θέλουμε να επιτύχουμε στη ζωή μας, όπως και αν θέλουμε αλλάξουμε τη συμπεριφορά μας σχετικά με την άσκηση και τη διατροφή μας. Αν βάζουμε σωστούς στόχους θα καταφέρουμε πιο εύκολα να αλλάξουμε τις διατροφικές μας συνήθεις, όπως και τις συνήθειες που σχετίζονται με την φυσική μας δραστηριότητα. Οι σωστοί στόχοι μας καθοδηγούν βήμα-βήμα.

Όταν ολοκληρώνουμε τους στόχους μας, ασυνείδητα αλλά και συνειδητά πρέπει να επιβραβεύουμε τον εαυτό μας. Έτσι αναπτύσσονται εσωτερικές αμοιβές οι οποίες ενισχύουν την συμπεριφορά μας και συγχρόνως αυξάνουν την αυτοπεποίθηση και την αυτοεκτίμηση μας. Προχωράμε στον επόμενο στόχο με περισσότερη όρεξη αλλά και πίστη ότι θα τον επιτύχουμε.

Με την πραγματοποίηση των στόχων:

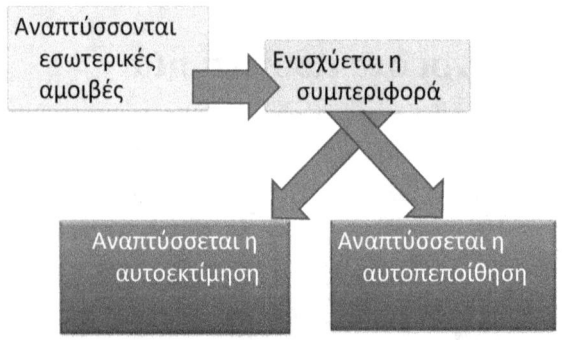

9.1. Χρυσοί κανόνες των στόχων

Όταν ακολουθούμε τους κανόνες των στόχων τότε οι πιθανότητες για επιτυχία είναι περισσότερες. Για το λόγο αυτό οι στόχοι μας πρέπει να είναι:

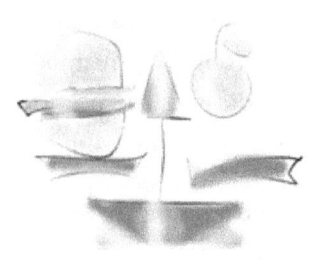

Συγκεκριμένοι

Ο στόχος «Θα αδυνατίσω» ή «από Δευτέρα θα κάνω δίαιτα» είναι πολύ γενικός. Με τους στόχους μας προσπαθούμε να ορίζουμε τη συμπεριφορά μας με λεπτομέρεια. Οι στόχοι μας θα πρέπει να είναι απολύτως συγκεκριμένοι.

Παραδείγματα:
✓ *Θα χάσω ένα κιλό τον επόμενο μήνα*
✓ *Θα τηρήσω το πρόγραμμα διατροφής μου*

✓ Θα αντικαταστήσω τα τηγανητά φαγητά με ψητά και βραστά
✓ Θα περπατάω μισή ώρα κάθε μέρα
✓ Θα περπατάω 4 φορές την εβδομάδα

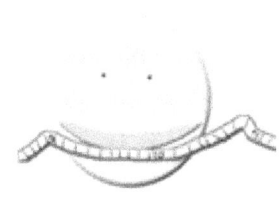

Μετρήσιμοι

Οι μετρήσιμοι στόχοι μας δείχνουν ακριβώς την προσπάθεια που πρέπει να κάνουμε, για παράδειγμα το να φάω μόνο ένα γλυκό μέσα στη βδομάδα είναι ένας στόχος που ελέγχει την ποσότητα του γλυκού. Για τη γυμναστική μπορώ να θέσω ως στόχο το να γυμνάζομαι 1 ώρα 3 φορές την εβδομάδα.

Παραδείγματα:
✓ *Να γυμνάζομαι 1 ώρα 3 φορές την εβδομάδα*
✓ *Συγκεκριμένες ποσότητες τροφής, συγκεκριμένα γεύματα*

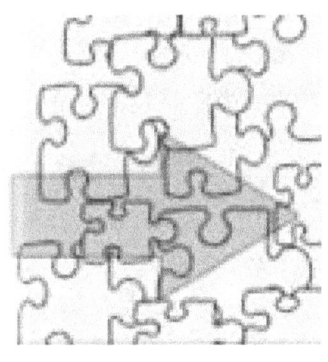

Βραχυπρόθεσμοι

Οι βραχυπρόθεσμοι στόχοι αναφέρονται στο άμεσο μέλλον. Για να επιτύχουμε ένα μακροπρόθεσμο στόχο ο οποίος μπορεί να απαιτεί μεγάλο χρονικό διάστημα όπως πχ το να χάσουμε 5 κιλά πρέπει να τον χωρίσουμε σε κομμάτια. Με αυτό τον τρόπο μπορούμε να τον ελέγξουμε καλύτερα χωρίς ο στόχος αυτός να μας φαίνεται βουνό και να απογοητευτούμε. Το ίδιο ισχύει και για την άσκηση αν θέλουμε να γυμναζόμαστε κάθε μέρα μια ώρα θα ξεκινήσουμε σταδιακά, πχ. με στόχο 45 λεπτά από 3 φορές την εβδομάδα και κάθε εβδομάδα θα προσθέτουμε λίγο παραπάνω σύμφωνα πάντα με τις δυνατότητές μας.

Παραδείγματα

✓ *Το στόχο να χάσουμε 5 κιλά τον χωρίζουμε σε μικρότερους, όπως 2 κιλά το μήνα ή ακόμα καλύτερα 1 κιλό κάθε 2 εβδομάδες*
✓ *Αν θέλουμε να γυμναζόμαστε κάθε μέρα μια ώρα θα ξεκινήσουμε σταδιακά με 45' 3 φορές την εβδομάδα θα προσθέτουμε ένταση και διάρκεια σταδιακά.*

Ρεαλιστικοί

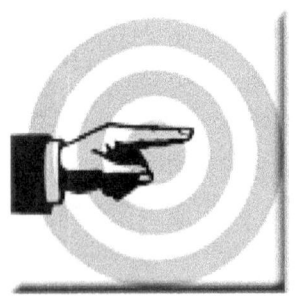

Οι στόχοι αν δεν είναι φτιαγμένοι για εμάς και τις δυνατότητες μας τότε δεν θα μπορέσουμε ποτέ να τους πραγματοποιήσουμε. Συγχρόνως θα απογοητευόμαστε με τον εαυτό μας, κάτι που θα μας αποθαρρύνει από την προσπάθειά μας. Για το λόγο αυτό οι στόχοι πρέπει πάντα να είναι ρεαλιστικοί και να μπορούμε να τους ελέγξουμε εμείς οι ίδιοι.

Παραδείγματα:

✓ *Ρεαλιστικός στόχος είναι να χάσω 2 κιλά σε ένα μήνα και όχι 5 ή 10 που θέτουμε λανθασμένα*
✓ *Ρεαλιστικό στόχος για την άσκηση είναι να ξεκινήσω να γυμνάζομαι καθημερινά 30-45' και όχι 2-3 ώρες*

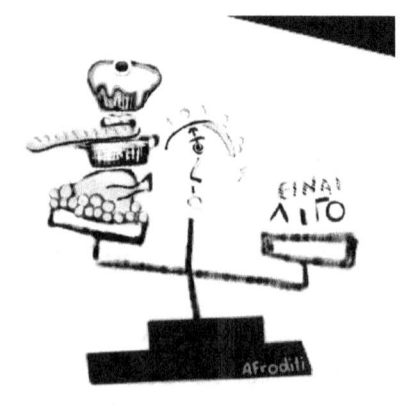

Ο παρακάτω πίνακας προσδιορίζει το είδος κάθε στόχου. Ακολούθως θα πρέπει να ελέγχουμε τους στόχους μας και να προσπαθούμε να καλύπτουν αυτές τις προϋποθέσεις. Με αυτόν τον τρόπο ελέγχουμε αν οι στόχοι μας καθορίζονται σωστά.

	Συγκεκρι-μένοι	Βραχυπρό-θεσμοι	Μετρήσι-μοι	Ρεαλιστι-κοί
Να ξεκινήσω δίαιτα				
Να ξεκινήσω άσκηση				
Να χάσω ένα κιλό				
Να τηρήσω το πρόγραμμα διατροφής				
Να κάνω 4 φορές την εβδομάδα περπάτημα				

9.2. Παρακολούθηση των στόχων

Η επιτυχία των στόχων εξαρτάται επίσης από την παρακολούθηση τους. Θα πρέπει να ελέγχουμε την πορεία των στόχων και να την τροποποιούμε εάν χρειάζεται. Γιατί αν κάποιος μικρός βραχυπρόθεσμος στόχος δεν πραγματοποιήθηκε, θα χρειαστεί να τον επαναλάβουμε ή να τον αλλάξουμε πριν προχωρήσουμε. Έτσι δεν ξεφεύγουμε από τον μακροπρόθεσμο στόχο μας.

Για να παρακολουθούμε σωστά τους στόχους μας είναι καλύτερα να τους καταγράφουμε. Μπορούμε να χρησιμοποιήσουμε κάποιο πίνακα στον οποίο θα ορίζουμε τον μακροπρόθεσμο στόχο μας και θα τον χωρίζουμε σε επιμέρους βραχυπρόθεσμους στόχους ανά μήνα. Έπειτα παρακολουθούμε την πραγματοποίηση τους και αν χρειαστεί πραγματοποιούμε αλλαγές.

Στον παρακάτω πίνακα μπορούμε να καταγράφουμε τους καθημερινούς στόχους. Η καταγραφή μπορεί να πραγματοποιείται κάθε εβδομάδα ή κάθε δύο εβδομάδες. Αναγράφεται επίσης ο ετήσιος ή ο μηνιαίος στόχος, για να γνωρίζουμε που βρισκόμαστε. Έπειτα τα δεδομένα αυτά μπορούμε να τα περάσουμε στον ετήσιο πίνακα. Η καταγραφή των επιτυχημένων προσπαθειών εκτός από κίνητρο τονώνει πολύ και την αυτοπεποίθηση μας.

ΣΤΟΧΟΣ ΕΞΑΜΗΝΟΥ	ΗΜΕΡΟΜΗΝΙΑ	ΑΛΛΑΓΕΣ (ΑΝ ΧΡΕΙΑΖΟΝΤΑΙ)	ΠΡΑΓΜΑΤΟΠΟΙΗΘΗΚΕ
ΣΤΟΧΟΣ ΤΟΥ ΚΑΘΕ ΜΗΝΑ:			
ΣΤΟΧΟΣ ΤΗΣ ΕΒΔΟΜΑΔΟΣ:			
ΣΤΟΧΟΣ ΗΜΕΡΑΣ	ΗΜΕΡΟΜΗΝΙΑ	ΑΛΛΑΓΕΣ (ΑΝ ΧΡΕΙΑΖΟΝΤΑΙ)	ΠΡΑΓΜΑΤΟΠΟΙΗΘΗΚΕ;
ΔΕΥΤΕΡΑ			
ΤΡΙΤΗ			
ΤΕΤΑΡΤΗ			
ΠΕΜΠΤΗ			
ΠΑΡΑΣΚΕΥΗ			
ΣΑΒΒΑΤΟ			
ΚΥΡΙΑΚΗ			

9.3. Ομαδικοί στόχοι

Η δυναμική της ομάδας είναι πολύ μεγαλύτερη από τη δυναμική του κάθε ένα ξεχωριστά. Υπάρχει δέσμευση απέναντι στην ομάδα αλλά και αλληλοϋποστήριξη μεταξύ των μελλών της. Για το λόγο αυτό όταν θέτουμε ομαδικούς στόχους είμαστε πιο αποτελεσματικοί.

Οι ομαδικοί στόχοι θα πρέπει να καταγράφονται και να αναρτώνται σε εμφανή σημεία που θα τους βλέπουν όλα τα μέλη της. Σαν επικεφαλίδα των ομαδικών στόχων μας, μπορούμε να βάλουμε το μήνυμα της ομάδας. Το μήνυμα αυτό θα πρέπει να προτρέπει όλα τα μέλη σε μια συλλογική προσπάθεια για να υιοθετήσουμε όλοι μαζί τη συμπεριφορά που θέλουμε.

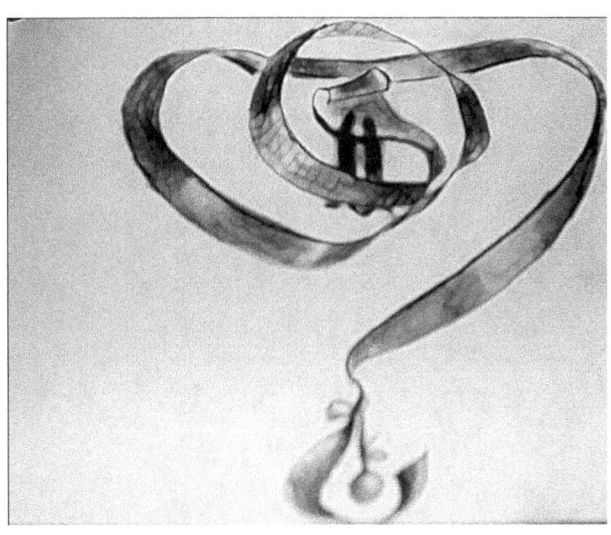

10. Αλλαγή της συμπεριφοράς

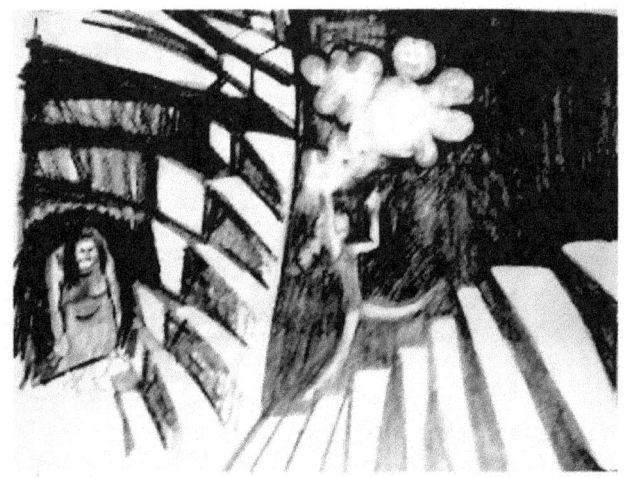

Για να αλλάξουμε με επιτυχία τη συμπεριφορά μας, πρέπει να γνωρίζουμε που θα παρέμβουμε. Όπως φαίνεται στο παρακάτω σχήμα η συμπεριφορά επηρεάζεται από διάφορους παράγοντες. Παράγοντες όπως τα γονίδια και το περιβάλλον που έχουμε μεγαλώσει, φυσικά και δεν μπορούμε να τα αλλάξουμε. Ξέρουμε όμως ότι μπορούμε να αλλάξουμε τις σκέψεις μας και τον τρόπο ζωής μας, κάτι που θα επηρεάσει αλλάζοντας και τα συναισθήματά μας.

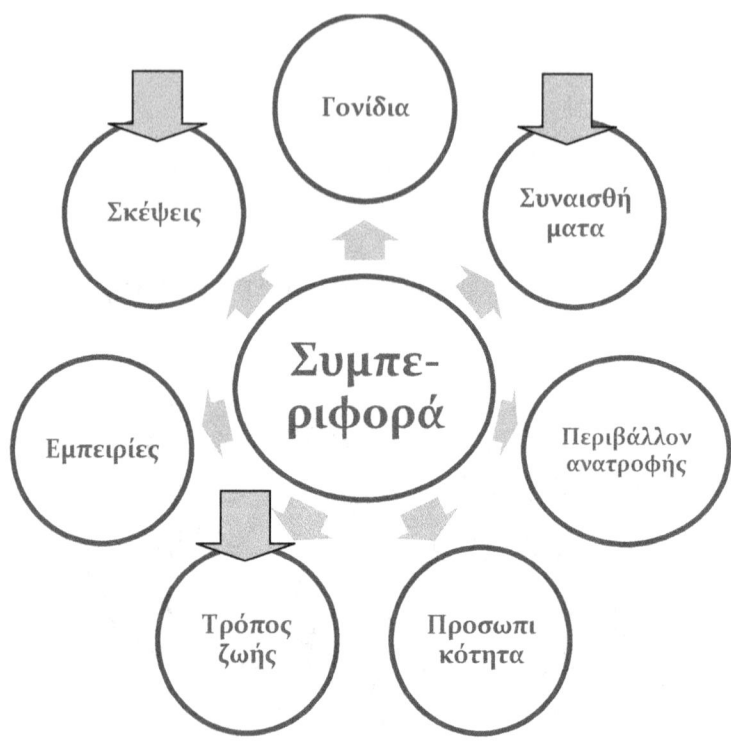

10.1. Στάδια της αλλαγής

Για να αλλάξουμε τις ανθυγιεινές συμπεριφορές με υγιεινές θα πρέπει να είμαστε αποφασισμένοι και πεπεισμένοι ότι μπορούμε να το κάνουμε. Η κατανόηση της θεωρίας των σταδίων αλλαγής βοηθάει στον προσδιορισμό της αλλαγής, διευκρινίζοντας το πού, πώς, πότε και γιατί.

Τα στάδια της αλλαγής είναι τα εξής:

1. Δεν έχω σκεφτεί ως τώρα ότι πρέπει να προσέχω τη διατροφή μου
2. Σκέφτομαι να αλλάξω διατροφή μέσα στον επόμενο μήνα
3. Τον προηγούμενο μήνα έκανα κάποιες προσπάθειες να αλλάξω τη διατροφή μου
4. Τον τελευταίο μήνα προσέχω πολύ τη διατροφή μου
5. Τους τελευταίους έξι μήνες προσέχω πολύ τη διατροφή μου

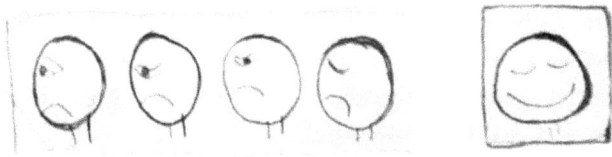

Σκεφτόμαστε

-Σε ποιο στάδιο βρίσκομαι;

-Τι πρέπει να κάνω για να αλλάξω στάδιο;

Αφού παρατηρήσουμε σε πιο στάδιο βρισκόμαστε, ορίζουμε τα βήματα για να προχωρήσουμε. Για να ενεργοποιηθούμε πρέπει να είμαστε αποφασισμένοι ότι θα το κάνουμε και να είμαστε σε φάση δράσης. Η κατανόηση του σταδίου που βρισκόμαστε συμβάλλει στην επιτυχία της προσπάθειάς μας. Μπορεί να είμαστε σε κάποιο στάδιο και να σημειώσουμε πρόοδο περνώντας στο επόμενο και υποτροπή γυρίζοντας στο προηγούμενο.

Κατά τη φάση προετοιμασίας σχεδιάζουμε την αλλαγή και εντοπίζουμε τα σημεία που θέλουμε να αλλάξουμε. Συγχρόνως ορίζουμε το χρόνο που θα ξεκινήσει η δράση. Οι παρακάτω ερωτήσεις θα μας βοηθήσουν να ενεργοποιηθούμε. Δεν ξεχνάμε ότι στόχος μας είναι η αλλαγή του τρόπου ζωής.

Ερωτήσεις αυτογνωσίας

-Τι θέλω να αλλάξω και τι αποδέχομαι στον εαυτό μου;
-Σε τι βαθμό μπορώ να αλλάξω;
-Μπορώ να βασιστώ στον εαυτό μου για να πετύχω την αλλαγή;
-Ποιοι είναι οι στόχοι μου και τα κίνητρα μου;
-Πόσο ισχυρά είναι τα κίνητρά μου;
-Τι προσπάθεια θα καταβάλω; Αξίζει τον κόπο;
-Πως βλέπω τον εαυτό μου στο μέλλον;

Η θεωρία αλλαγής σταδίων κατατάσσεται στις γνωστικές διαδικασίες. Οι γνωστικές διαδικασίες περιλαμβάνουν την αύξηση γνώσεων, την επίγνωση των κινδύνων και την κατανόηση των οφελών. Ουσιαστικά αναφέρονται στην κατανόηση του εαυτού μας και του τρόπου λειτουργίας των σκέψεων και των συμπεριφορών μας. Η αυτογνωσία, σημαίνει ότι ξέρουμε τι μας γίνεται και μας βοηθάει να κάνουμε την αρχή. Η κατανόηση και η αποδοχή ενός προβλήματος αποτελούν το έναυσμα για τη λύση.

Για να ξεκινήσουμε την αλλαγή:

1. Αναγνωρίζουμε το πρόβλημα
2. Παρατηρούμε και καταγράφουμε τη συμπεριφορά μας
3. Εντοπίζουμε τα σημεία που πρέπει να παρέμβουμε
4. Ορίζουμε τους τρόπους αλλαγής της συμπεριφοράς
5. Βρίσκουμε εναλλακτικές συμπεριφορές
6. Εφαρμόζουμε τις αλλαγές

Όλοι έχουμε μια εικόνα για τα λάθη που κάνουμε και δεν χάνουμε βάρος. Αν όμως τα προσδιορίσουμε ακριβώς και τα καταγράψουμε τότε οι πιθανότητες να αλλάξουμε τα λάθη μας πιο αποτελεσματικά είναι ακόμα περισσότερες. Παρατηρώντας τον πίνακα καταγραφής συνηθειών διατροφής (κεφ. 2) εντοπίζουμε που πρέπει να παρέμβουμε. Τα παρακάτω ερωτήματα μπορούν να μας βοηθήσουν:

Που πρέπει να πραγματοποιήσω αλλαγές:
-Στο ωράριο του φαγητού;
-Στην ποσότητα του φαγητού;
-Στην ποιότητα του φαγητού ;
-Στην σύνδεση που έχουμε κάνουμε με τα συναισθήματά μας;
-Στις κακές συνήθειες;

Ο καλύτερος τρόπος για να αδυνατίσουμε, αλλά και για να διατηρήσουμε σταθερό το βάρος μας είναι να υιοθετήσουμε μόνιμα υγιεινές συνήθειες διατροφής και άσκησης

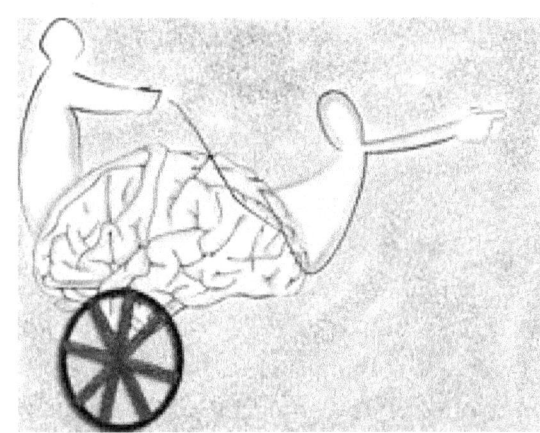

10.2. Κίνητρα

Πριν κάνουμε την προσπάθεια αλλαγής της συμπεριφοράς μας, πρέπει να υπολογίσουμε τα κίνητρα τα οποία θα μας οδηγήσουν στο θετικό αποτέλεσμα. Όταν τα κίνητρα δεν είναι σημαντικά τότε οι πιθανότητες να επιτύχουμε λιγοστεύουν.

Τα κίνητρα χωρίζονται σε εσωτερικά και εξωτερικά. Τα εσωτερικά κίνητρα είναι αυτά που καλύπτουν τις δικές μας προσδοκίες και τα εξωτερικά είναι αυτά που καλύπτουν τις προσδοκίες του περιβάλλοντός μας.

Για να προσδιορίσουμε τη σημαντικότητα των εσωτερικών μας κινήτρων θα μας βοηθήσουν οι παρακάτω ερωτήσεις:

-Γιατί το αδυνάτισμα είναι σημαντικό για εμένα;

-Έχω σωστές προσδοκίες;

-Μήπως με πιέζουν οι άλλοι για να αλλάξω τον εαυτό μου;

Η αλλαγή της συμπεριφοράς θα πρέπει να ξεκινήσει με τη δικιά μας θέληση και να μην είναι αποτέλεσμα εξωτερικών πιέσεων. Άλλωστε ο εαυτός μας έχει την ευθύνη για την τροποποίηση της συμπεριφοράς μας.

10.3. Ενίσχυση της συμπεριφοράς

Για να ενισχύσουμε τη συμπεριφορά μας υπάρχουν οι παρακάτω τρόποι:

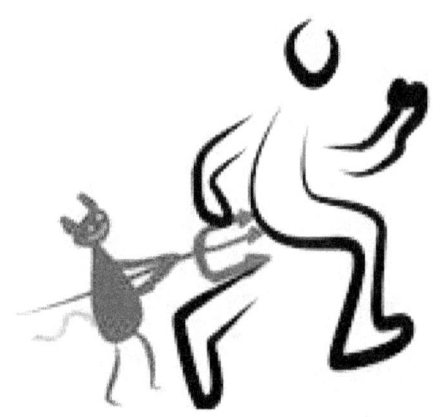

Θετική αυτό-ενίσχυση. Χρησιμοποιούμε θετική αυτό-ενίσχυση επιβραβεύοντας τον εαυτό μας για την προσπάθεια που κάνουμε. Η συχνή επιβράβευση μπορεί να ακούγεται υπερβολική. Όμως με την επιβράβευση αυξάνονται σημαντικά τα εσωτερικά μας κίνητρα. Γενικά όσοι έχουν υψηλή αυτοπεποίθηση επιβραβεύουν πολύ πιο συχνά τον εαυτό τους από αυτούς που έχουν χαμηλή αυτοπεποίθηση.

Αρνητική αυτό-ενίσχυση. Η αρνητική αυτό-ενίσχυση χρησιμοποιείται πιο συχνά από τη θετική. Δηλαδή μπορεί να απογοητευόμαστε από τον εαυτό μας και να χρησιμοποιούμε αρνητικές σκέψεις για να τον παρακινήσουμε. Κάποιοι προτιμούν την αρνητική αυτό-ενίσχυση από τη θετική. Όμως η θετική επιδρά πολύ καλύτερα στο συνολικό αποτέλεσμα.

Αμοιβές. Οι αμοιβές εφόσον χρησιμοποιούνται σωστά μπορούν να αποτελέσουν σημαντικό κίνητρο για τη συμπεριφορά μας. Για να χρησιμοποιηθούν σωστά οι αμοιβές σε ένα πρόγραμμα αδυνατίσματος, δεν θα πρέπει ποτέ να σχετίζονται με φαγητά ή γλυκά. Είναι μεγάλο λάθος να επιβραβεύουμε τον εαυτό μας με ένα μεγάλο γλυκό, επειδή μείωσε την λήψη τροφής όλη την εβδομάδα. Έτσι αισθανόμαστε ότι πιεζόμαστε όλη την εβδομάδα και επιβραβεύουμε τον εαυτό μας με το μεγάλο γλυκό. Αντίθετα θα πρέπει να επιβραβεύουμε τον εαυτό μας κάθε φορά που ολοκληρώνει επιτυχώς ένα γεύμα. Η αμοιβή ας είναι άσχετη με την διατροφή, θα μπορούσε να είναι μια εκδρομή, μια αγορά, μια έξοδος κτλ.

Αυτοτιμωρία. Πολλές φορές κάνουμε το λάθος και θεωρούμε όλη τη διαδικασία της δίαιτας σαν αυτοτιμωρία. Συνήθως οι συμπεριφορές που υποχρεώνουμε τον εαυτό μας να ακολουθήσει, δεν διαρκούν για πολύ. Η δίαιτα θα πρέπει να εφαρμοστεί σαν διαδικασία μόνιμης αλλαγής της συμπεριφοράς μας σχετικά με τη διατροφή και την άσκηση και όχι σαν καταναγκαστικά έργα.

Θετικές σκέψεις. Οι θετικές σκέψεις μας οδηγούν στις θετικές στάσεις και στην επανάληψη των επιθυμητών συμπεριφορών. Εάν είμαστε αρνητικοί σε κάποια κατάσταση, τότε το πιθανότερο είναι να θέλουμε να την αποφύγουμε. Επίσης οι θετικές σκέψεις τονώνουν την αυτοπεποίθηση μας και αναπτύσσουν θετικά συναισθήματα για την επιθυμητή συμπεριφορά. Ακόμα βοηθούν στη μείωση των συμπτωμάτων άγχους και κατάθλιψης.

10.4. Τροποποιούμε τις προσδοκίες μας

Για να αλλάξουμε ριζικά τη συμπεριφορά μας θα πρέπει να αλλάξουμε τον τρόπο που σκεφτόμαστε. Είδαμε στο 4° κεφάλαιο τον τρόπο που παρατηρούμε και αναλύουμε τις σκέψεις μας. Επίσης είναι πολύ σημαντικό να κατανοήσουμε το πως οι σκέψεις σχετίζονται με τα συναισθήματα μας αλλά και ποιες είναι οι αλλαγές που προκαλούνται στη συμπεριφορά μας.

Στην πράξη τα πράγματα είναι λίγο πιο δύσκολα. Πρέπει να προσπαθήσουμε συνειδητά για να αλλάξουμε τον τρόπο που σκεφτόμαστε. Σύμφωνα με τη συμπεριφορική θεωρία όταν επαναλαμβάνουμε συνειδητά μια συμπεριφορά ή κάποιες σκέψεις, μετά από πολλές επαναλήψεις τις υιοθετούμε.

Βασικό κομμάτι πάνω στη διατροφή μας αλλά και την άσκηση είναι το προσδοκώμενο αποτέλεσμα. Οι προσδοκίες μας είναι σημαντικές ως προς την επιβράβευση που παίρνουμε από την συμπεριφορά μας και συγχρόνως αποτελούν σημαντικό κίνητρο για την επανάληψη της.

Για να υιοθετηθεί μόνιμα μια συμπεριφορά πρέπει να έχουμε πάντα θετικές προσδοκίες για αυτή. Το να αδυνατίσουμε είναι θετική προσδοκία, αλλά για ένα αποτέλεσμα. Σημασία έχει να έχουμε θετικές προσδοκίες για τις συμπεριφορές που θα μας οδηγήσουν στο αποτέλεσμα. Η κάθε συμπεριφορά πρέπει να επιβραβεύεται άμεσα. Σχετικά με το αδυνάτισμα μπορούμε να υιοθετήσουμε τις παρακάτω προσδοκίες.

Νόστιμες τροφές είναι οι υγιεινές τροφές.

Όταν τρώμε κάτι υγιεινό, προσπαθούμε να αισθανθούμε τα οφέλη που μας δίνει στον οργανισμό μας. Το αντίθετο κάνουμε όταν τρώμε κάτι που είναι ανθυγιεινό. Προσπαθούμε άμεσα να αισθανόμαστε τις διαφορές στο σώμα μας όταν τρώμε υγιεινά και όταν τρώμε ανθυγιεινά.

Η άσκηση ωφελεί άμεσα την υγεία μας

Εφαρμόζουμε το ίδιο με την διατροφή. Δηλαδή προσπαθούμε να αισθανθούμε τις διαφορές στο σώμα μας αμέσως μετά την άσκηση, αλλά και κατά τη διάρκεια αυτής. Δεν περιμένουμε πρώτα να φανούν τα σημάδια του αδυνατίσματος για να αναγνωρίσουμε την αξία της άσκησης. Ψάχνουμε πάντα να δώσουμε θετική ανατροφοδότηση από αυτό που συμβαίνει στο σώμα μας.

Προβάλλουμε στον εαυτό μας υγιή πρότυπα.
Τα άτομα που τρέφονται σωστά και ασκούνται καθημερινά έχουν πιο όμορφό σώμα και είναι πιο υγιή.

10.5. Επιβραβεύουμε την προσπάθεια μας

Ακόμα και αν παραβούμε τους κανόνες χρησιμοποιούμε πάντα ωραία λόγια όταν σκεφτόμαστε τον εαυτό μας. Η συνεχής μείωση του εαυτού μας οδηγεί σε μειωμένη αυτοεκτίμηση. Προσπαθούμε να διατηρούμε πάντα υψηλά την αυτοπεποίθηση και την αυτοεκτίμηση μας.

Αντί για να έχουμε τύψεις όταν φάμε κάτι ανθυγιεινό, επιβραβεύουμε τον εαυτό μας όταν φάμε κάτι υγιεινό. Δεν πρέπει να είμαστε σκληροί με τον εαυτό μας. Δεν είναι σωστό να εστιάζουμε την προσοχή μας στο ότι δε μας αρέσει η καλή διατροφή και στο ότι απαγορεύεται η κακή διατροφή, ας εστιάσουμε στις θετικές προσδοκίες και τα θετικά αποτελέσματα.

Επιβραβεύουμε τον εαυτό μας όταν θα γυμναστούμε. Ανακοινώνουμε τις επιτυχίες μας στους γύρω μας και λαμβάνουμε επιβράβευση την οποία λαμβάνουμε υπόψη μας. Είναι μεγάλο λάθος να μειώνουμε συνεχώς τον εαυτό μας. Επίσης είναι μεγάλο λάθος να αναζητούμε από τους άλλους να μας μειώσουν. Ουσιαστικά πρέπει να κυνηγάμε την τόνωση της αυτοπεποίθησης και όχι την αρνητική κρίση.

11. Αλλαγή συνηθειών διατροφής και άσκησης

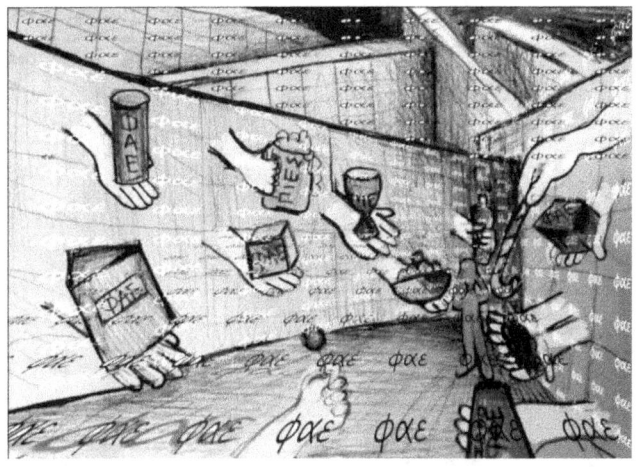

Στο κεφάλαιο του αυτοελέγχου είδαμε ότι για να αλλάξουμε τη συμπεριφορά μας πρέπει πρώτα από όλα να την καταλάβουμε. Η παρατήρηση των συμπεριφορών και η ανάλυση των σκέψεων και των συναισθημάτων που τις συνοδεύουν είναι το πρώτο και σημαντικότερο βήμα. Χρυσός κανόνας είναι να είμαστε ειλικρινείς με τον εαυτό μας, ώστε να μπορούμε να προχωρήσουμε σωστά.

Στη φάση της αυτό-αξιολόγησης εντοπίζουμε τα σημεία που πρέπει να παρέμβουμε. Οι αλλαγές που θα υιοθετηθούν μόνιμα, θα στοχεύουμε να είναι πολύ μικρές, οι οποίες δεν θα μας στερήσουν μεγάλες ικανοποιήσεις, αλλά με τις οποίες θα είμαστε ευχαριστημένοι και ικανοποιημένοι από τον εαυτό μας. Στη συνέχεια, αν είμαστε ικανοποιημένοι από τον εαυτό μας, θα ακολουθήσουν και άλλες μικρές αλλαγές, χωρίς ιδιαίτερη προσπάθεια.

Η ουσία είναι να αλλάξουμε τον τρόπο ζωής με θετική προσέγγιση, χωρίς καταπίεση. Για να επιτύχουμε, επιβραβεύουμε όλες μας τις προσπάθειες και αποφεύγουμε τα συνηθισμένα μας λάθη. Έστω και μια αλλαγή μια με δύο φορές την εβδομάδα, και πάλι θα δούμε θετικά αποτελέσματα.

Για να μην μπερδευτούμε, αναλύουμε ξεχωριστά τις συμπεριφορές διατροφής και ξεχωριστά τις συμπεριφορές άσκησης. Οι αλλαγές που πραγματοποιούμε στον κάθε τομέα δεν πρέπει να συσχετίζονται. Αυτό το λάθος το κάνουμε και με τα προβλήματα στη ζωή μας. Το κάθε θέμα έχει τη δική του ξεχωριστή θέση. Αν το ένα σκεπάζει το άλλο τότε μπορεί να χάσουμε τον έλεγχο και να τα παρατήσουμε όλα. Για αυτό προσπαθούμε πάντα να τα διαχωρίζουμε.

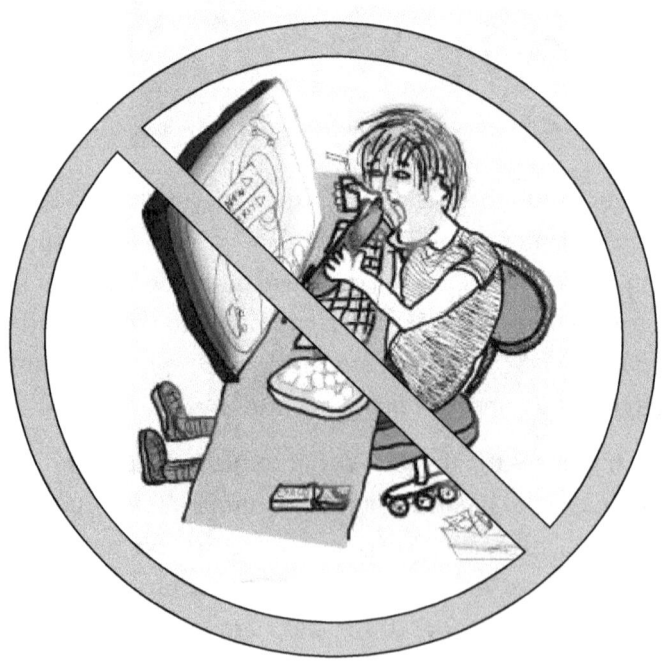

11.1. Προτάσεις αλλαγής και ενίσχυσης της συμπεριφοράς διατροφής

✓ Προσπαθούμε να τρώμε μόνο σε προκαθορισμένες ώρες
✓ Προσπαθούμε να τρώμε μόνο στους προκαθορισμένους χώρους
✓ Δεν συνδυάζουμε το φαγητό με άλλες δραστηριότητες
✓ Δεν πλησιάζουμε σε μέρη-πειρασμούς όπως τα φαστ-φουντ
✓ Αγοράζουμε τρόφιμα μόνο αφότου έχουμε φάει
✓ Τοποθετούμε τα τρόφιμα σε συγκεκριμένους χώρους
✓ Προσλαμβάνουμε τα απαιτούμενα θρεπτικά στοιχεία
✓ Προσλαμβάνουμε ποσότητες τροφών που περιέχουν ασβέστιο
✓ Μειώνουμε την πρόσληψη ζάχαρης
✓ Λαμβάνουμε αρκετή ποσότητα φυτικών ινών
✓ Μειώνουμε λίγο την πρόσληψη θερμίδων
✓ Μέτρια πρόσληψη αλατιού
✓ Μέτρια πρόληψη λίπους
✓ Λαμβάνουμε αρκετή ποσότητα υγρών
✓ Ελαχιστοποιούμε την πρόσληψη αλκοόλ
✓ Αντικαθιστούμε τις ανθυγιεινές διατροφικές επιλογές με υγιεινές.

Ανθυγιεινές συνήθειες	Υγιεινές συνήθειες
Άσπρο ψωμί	Ψωμί ολικής αλέσεως ή πολύσπορο
Δημητριακά με σοκολάτα	Δημητριακά ολικής αλέσεως
Πατάτες τηγανιτές ή λαχανικά τηγανιτά	Πατάτες ψητές ή βραστές , λαχανικά ωμά ή βρασμένα
Γλυκά και φαγητά με πολύ ζάχαρη	Φρούτα
Γάλα, γιαούρτι και τυριά με υψηλά λιπαρά	Γάλα, γιαούρτι και τυριά με υψηλά λιπαρά
Αλλαντικά, παϊδάκια	Ψάρι πουλερικά αυγά
Μαγιονέζα, βούτυρο, μαργαρίνη	Ελαιόλαδο, σπορέλαιο, ιχθυέλαιο
Τυρόπιτα	Κουλούρι
Αναψυκτικό	Χυμοί
Τηγανητά	Ψητά

Όταν βγαίνουμε για φαγητό παραγγείλουμε υγιεινά φαγητά:

- ✓ Προτιμάμε ψητό κρέας ή ψάρι
- ✓ Προτιμάμε ψητές πατάτες από ότι τηγανητές
- ✓ Παραγγέλνουμε σαλάτες χωρίς πολλές σάλτσες άλλα με ελαιόλαδο
- ✓ Παραγγέλνουμε πίτσα με λαχανικά και όχι πολλά αλλαντικά
- ✓ Ζητάμε να μας φέρουν μαύρο ψωμί
- ✓ Αποφεύγουμε τα αναψυκτικά

Στον πίνακα παρακολούθησης διατροφής της προηγούμενης ενότητας, παρατηρούμε και σημειώνουμε τις ανθυγιεινές μας συνήθειες και τις αντικαθιστούμε με υγιεινές.

Τις ανθυγιεινές συνήθειες ...	Αντικαθιστούμε με υγιεινές

Αλλάζουμε τις σκέψεις μας:

- ✓ Νόστιμες τροφές είναι οι υγιεινές τροφές
- ✓ Τα άτομα που τρέφονται υγιεινά έχουν πιο όμορφο σώμα
- ✓ Σκεπτόμαστε νοερά πώς θα είναι το σώμα μας και η υγεία μας σε λίγο καιρό
- ✓ Συζητάμε με σημαντικά πρόσωπα αυτά που γράψαμε στις λίστες άσκησης και διατροφής, επιδιώκουμε να παρουμε επιβράβευση και από τους άλλους

Ο καλύτερος τρόπος για να αδυνατίσουμε αλλά και διατηρήσουμε σταθερό το βάρος μας είναι να υιοθετήσουμε **μόνιμα** υγιεινές συνήθειες διατροφής

Υιοθετούμε υγιεινές συνήθειες που σχετίζονται με το σώμα μας

Η μικρή αύξηση στην κατανάλωση θερμίδων μας οδηγεί στη σταδιακή απώλεια βάρους, εφόσον βέβαια δεν αυξήσουμε την πρόσληψη της τροφής.

- ✓ Συμμετέχουμε συχνά σε φυσικές δραστηριότητες
- ✓ Παίζουμε κινητικά παιχνίδια και όχι στον υπολογιστή
- ✓ Ξεκουραζόμαστε αρκετά
- ✓ Μειώνουμε τις καθιστικές συνήθειες όπως την έκθεση στην τηλεόραση
- ✓ Επιλέγουμε με τους φίλους ένα περίπατο και όχι καφέ
- ✓ Ανεβαίνουμε στο σπίτι μου από τις σκάλες και πηγαίνουμε στη δουλειά με τα πόδια
- ✓ Μαθαίνουμε νέα αθλήματα
- ✓ Χρησιμοποιούμε ποδήλατο για τις μετακινήσεις μας

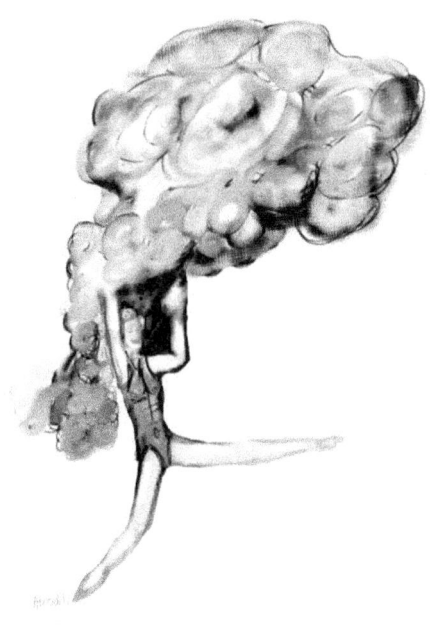

12. Ψυχολογικές Τεχνικές

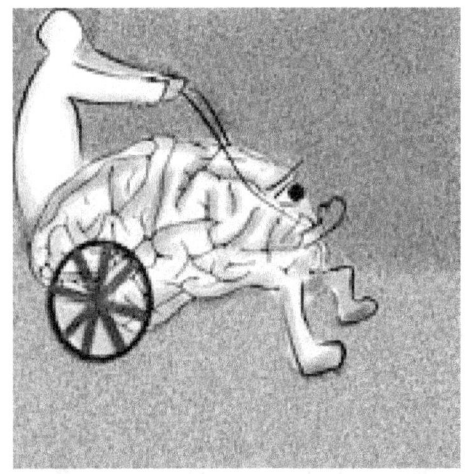

12.1. Νοερή απεικόνιση: Φανταζόμαστε τον εαυτό μας

Νοερή απεικόνιση είναι η φανταστική αναπαράσταση του εαυτού μας ή κάποιων καταστάσεων. Μπορούμε να φανταζόμαστε τα πάντα, συμπεριφορές, σκέψεις, συναισθήματα, κινήσεις κτλ. Έχει αποδειχτεί ότι η μέθοδος της νοερής απεικόνισης χρησιμοποιεί νευρογνωστικούς μηχανισμούς και μπορεί να επιφέρει αλλαγές στη συμπεριφορά μας όπως και στον τρόπο που σκεφτόμαστε.

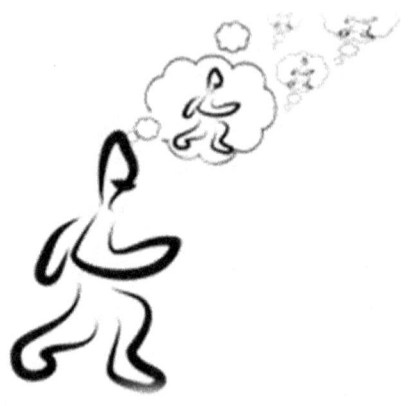

Έρευνες έχουν δείξει ότι όταν θέλουμε να πραγματοποιήσουμε μια αλλαγή πρώτα από όλα πρέπει να την αποδεχτούμε. Όταν αδυνατίζουμε αλλάζει αισθητά η εικόνα του σώματός μας, ειδικά εάν πρόκειται να χάσουμε πολλά κιλά η εικόνα του σώματός μας αλλάζει δραματικά.

Για άτομα που χάνουν πολλά κιλά, η αλλαγή της εικόνας του σώματος πολλές φορές αποτελεί ανασταλτικό παράγοντα ως προς το τελικό αποτέλεσμα. Μπορεί να μείνουν στάσιμοι σε κάποια κιλά και να ευθύνεται η άρνηση που εμφανίζουν στο να αλλάξουν την εικόνα του σώματός τους. Το ψυχολογικό αυτό εμπόδιο μπορεί να ξεπεραστεί μόνο αν συμβιβαστούμε με την αλλαγή.

Ο καλύτερος τρόπος για να αποδεχτούμε την αλλαγή είναι να χρησιμοποιήσουμε την νοερή εξάσκηση. Η νοερή εξάσκηση χρησιμοποιείται ευρέως από αθλητές για να αλλάξουν συμπεριφορές που σχετίζονται με την αγωνιστική τους απόδοση. Έχει βρεθεί ότι με τη νοερή εξάσκηση αλλάζουν οι συνάψεις του εγκεφάλου. Αυτό ακριβώς θέλουμε να επιτύχουμε.

Για να έχει θετικά αποτελέσματα η νοερή απεικόνιση:

- ✓ Φανταζόμαστε ότι μπορούμε να ελέγξουμε τη συμπεριφορά μας αποτελεσματικά.
- ✓ Φανταζόμαστε ότι έχουμε ένα νέο πιο αδύνατο σώμα το οποίο απολαμβάνουμε
- ✓ Αισθανόμαστε την ευχαρίστηση από τη νέα μας εμφάνιση
- ✓ Φανταζόμαστε ότι δοκιμάζουμε νέα ρούχα

✓ Φανταζόμαστε ότι χρησιμοποιούμε το σώμα μας, χορεύουμε, κολυμπάμε, τρέχουμε, είμαστε στην παραλία, φλερτάρουμε κτλ

✓ Φανταζόμαστε ότι μας αποδέχονται άτομα του περιβάλλοντός μας περισσότερο από πριν.

12.2. Η αυτό-ομιλία

Η αυτό-ομιλία είναι ο διάλογος που κάνουμε με τον εαυτό μας. Είναι η εσωτερική μας «φωνούλα» που μας λέει τι να κάνουμε. Όλοι χρησιμοποιούμε αυτό-ομιλία, κάποιες φορές περισσότερο και κάποιες λιγότερο.

Τις περισσότερες φορές η «φωνούλα» αυτή μας κατακρίνει και σκέφτεται αρνητικά. Άτομα με υψηλή αυτοπεποίθηση χρησιμοποιούν τον αυτοδιάλογο πιο θετικά. Για να αλλάξουμε τις σκέψεις μας, πρέπει να αλλάξουμε συνειδητά αυτό που λέμε στον εαυτό μας. Έτσι επηρεάζουμε τις σκέψεις μας και τη συμπεριφορά μας.

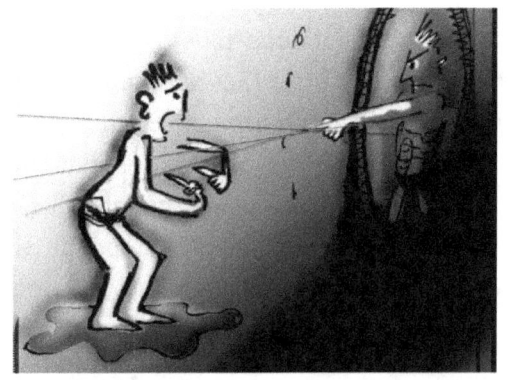

12.3. Ανάπτυξη αυτοπεποίθησης

Όποιος πιστεύει στον εαυτό του σίγουρα θα επιτύχει πολύ περισσότερα από αυτόν που έχει αμφιβολίες. Η πίστη στον εαυτό μας σημαίνει πίστη στην προσπάθεια που κάνουμε. Η ανάπτυξη της αυτοπεποίθησης είναι πολύ σημαντική για την επιτυχία σε όλους τους τομείς της ζωής μας.

Είναι πιο εύκολο να επικεντρωνόμαστε σε αρνητικά στοιχεία του χαρακτήρα μας, όπως κάνουμε με τις αρνητικές σκέψεις. Άτομα που κατακρίνουν τον εαυτό τους, υποστηρίζουν ότι το κάνουν διότι είναι αντικειμενικοί και κρίνουν τον εαυτό τους χωρίς υπερβολές. Όμως αν δεν αναγνωρίζουμε τα θετικά στοιχεία του χαρακτήρα μας τότε ενισχύουμε τη χαμηλή αυτοπεποίθηση.

Η αντιμετώπιση της αποτυχίας είναι βασικό στοιχείο που πρέπει να μαθαίνουμε όλοι από μικρή ηλικία. Σε περιπτώσεις αποτυχίας, να εστιάζουμε την προσοχή μας στο πως θα διορθωθούμε και όχι στην απογοήτευση που προκαλείται. Η αρνητική κριτική μας οδηγεί να κατακρίνουμε τον εαυτό μας. Πρέπει πάντα να δίνουμε σημασία στις επιτυχίες μας όσο μικρές και αν είναι.

Πως θα αυξήσουμε την αυτοπεποίθηση μας

Για να ξεπεράσουμε τους δισταγμούς, δεν πρέπει να σκεφτόμαστε την αποτυχία στις μελλοντικές πράξεις μας. Προσπαθούμε συνειδητά να αυξήσουμε την αυτοπεποίθησή μας. Αν δε ρισκάρουμε μπορεί να νοιώθουμε ασφαλείς, αλλά δεν βελτιωνόμαστε. Θα μας βοηθήσει πολύ αν κάνουμε μια λίστα με τις επιτυχίες μας, ο καθένας έχει επιτυχίες όσο μικρές και αν είναι. Επίσης μπορούμε να κάνουμε μια λίστα με τα θετικά χαρακτηριστικά μας, οι φίλοι μας μπορούν να μας βοηθήσουν στην ανεύρεση των θετικών χαρακτηριστικών μας.

Μαθαίνουμε να αντιμετωπίζουμε την αποτυχία χωρίς να μας επηρεάζει αρνητικά. Γνωρίζουμε ότι πάντα μαθαίνουμε από τα λάθη μας. Αν πιστεύουμε ότι οι άλλοι μας μειώνουν ή μας απορρίπτουν, ας το επιβεβαιώσουμε πρώτα, πριν το αφήσουμε να μας επηρεάσει αρνητικά. Πολλές φορές μας επηρεάζει αρνητικά μια ιδέα που δεν υφίσταται.

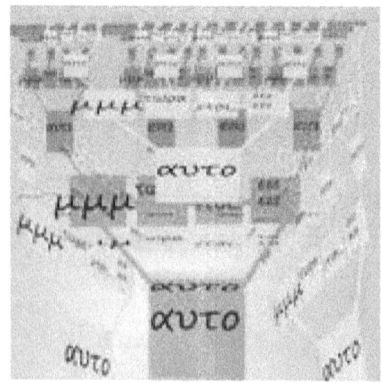

Οι στόχοι μας πρέπει να ικανοποιούν αποκλειστικά τον εαυτό μας και δεν χρειάζεται να ανταποκρίνονται στις προσδοκίες των άλλων. Αντιμετωπίζοντας τους στόχους μας θετικά και ενισχύουμε πάντα τον εαυτό μας. Αν αφιερώνουμε λίγο χρόνο για να φανταστούμε πως θα είναι ο εαυτός μας όταν επιτυγχάνει τους στόχους του, αυξάνουμε τις πιθανότητες να τους πετύχουμε. Προσπαθούμε συγχρόνως να νοιώσουμε τα συναισθήματα χαράς, ικανοποίησης και επιτυχίας.

12.4. Τεχνικές χαλάρωσης

Οι τεχνικές χαλάρωσης χρησιμοποιούνται για την αντιμετώπιση του άγχους και της έντασης. Γενικά οι τεχνικές χαλάρωσης είναι πολύ αποτελεσματικές. Άτομα που εφαρμόζουν τεχνικές χαλάρωσης στην καθημερινότητά τους είναι πιο ήρεμοι και έχουν καλύτερο αυτοέλεγχο. Η εκμάθηση τεχνικών χαλάρωσης και διαχείρισης του άγχους ωφελεί και στην τόνωση της αυτοπεποίθησης.

Όπως είδαμε η λήψη τροφής σχετίζεται με την ανακούφιση των έντονων συναισθημάτων όπως είναι το άγχος. Οι τεχνικές χαλάρωσης μπορούν να αντικαταστήσουν την σύνδεση αυτή. Δηλαδή όταν είμαστε σε μεγάλη ένταση αντί για να καταφύγουμε στην τροφή να προσπαθήσουμε να ηρεμήσουμε τον εαυτό μας. Κάποιες μορφές τεχνικών χαλάρωσης που μπορούμε να χρησιμοποιήσουμε είναι οι παρακάτω.

Τεχνικές αναπνοής

Όταν είμαστε ήρεμοι η αναπνοή μας είναι και αυτή ήρεμη αργή και βαθιά. Αντίθετα όταν είμαστε σε ένταση η αναπνοή μας είναι γρήγορη και κοφτή. Όταν αλλάζουμε συνειδητά την αναπνοή μας έχουμε πολύ καλά αποτελέσματα. Μπορούμε να συγκεντρωθούμε στα χαρακτηριστικά της αναπνοής μας, όπως είναι το διάφραγμα, ο θώρακας και η διάρκεια της εισπνοής-εκπνοής. Η πιο απλή μέθοδος τεχνικής χαλάρωσης προτείνει 4 δευτερόλεπτα εισπνοή και 6 δευτερόλεπτα εκπνοή. Η διάρκεια αυτή μπορεί να διαφέρει ανάλογα με τη χωρητικότητα των πνευμόνων και τη φυσική κατάσταση του κάθε ατόμου. Μπορεί να πραγματοποιηθεί για 1 λεπτό, 2 λεπτά, 10-20 επαναλήψεις κτλ. Ο κάθε ένας μπορεί να αναπτύξει ένα πρόγραμμα αναπνοών για χαλάρωση που να του ταιριάζει. Με διαρκή εξάσκηση και εμπειρία η χαλάρωση έρχεται πιο γρήγορα και πιο αποτελεσματικά.

Αυτογενής εξάσκηση

Πραγματοποιείται με τη συγκέντρωση της προσοχής σε σωματικές παρατηρήσεις, στο βάρος του σώματος, στη θερμότητα, στους σφυγμούς, στην αναπνοή και σε συγκεκριμένα σημεία του σώματος.

Τεχνική βιοανατροφοδότησης

Πραγματοποιείται με την παρατήρηση των συμπτωμάτων του άγχους. Παρατηρούμε όλα τα σωματικά συμπτώματα της έντασης και εξασκούμαστε στον έλεγχο τους.

Προοδευτική χαλάρωση των μυών

Με την τεχνική αυτή εξασκούμαστε στην ένταση και την χαλάρωση των μυών. Με αυτόν τον τρόπο μαθαίνουμε να παρατηρούμε το σώμα μας και να καταλαβαίνουμε τη διαφορά της έντασης και της χαλάρωσης.

12.5. Η δέσμευση

Το περιβάλλον επηρεάζει πολύ τις προθέσεις μας όταν θέλουμε να αλλάξουμε συμπεριφορά. Η δέσμευση στα σημαντικά πρόσωπα του περιβάλλοντός μας, αποδεικνύεται αποτελεσματική στο τελικό μας στόχο. Τα άτομα αυτά μπορούν:

✓ **να μας ωθήσουν στην έναρξη της προσπάθειας**
✓ **να μας βοηθήσουν κατά τη διάρκεια της προσπάθειας**
✓ **να μας συμπαρασταθούν και να μας στηρίξουν ψυχολογικά**

Παράλληλα είναι πολύ αποτελεσματικό όταν ξεκινάμε μια κοινή προσπάθεια με όσους έχουμε κοινούς στόχους. Σε αυτές τις περιπτώσεις μοιραζόμαστε τις δυσκολίες, συζητάμε «τον πόνο» μας, αλλά επιβραβεύουμε ο ένας τον άλλο καθώς αναγνωρίζουμε με το παραπάνω την προσπάθεια που γίνεται.

12.6. Ο προγραμματισμός

Γνωρίζουμε ότι όταν περνάνε μεγάλα διαστήματα χωρίς να έχουμε φάει, τότε ο οργανισμός μας ζητάει να καλύψει το κενό και συνήθως καταλήγουμε στην υπερκατανάλωση τροφής. Ένα συγκεκριμένο πρόγραμμα διατροφής, ρυθμίζει το βιορυθμό μας. Το σώμα μας μαθαίνει να ισορροπεί και με αυτό τον τρόπο ελέγχουμε αποτελεσματικά τις κρίσεις υπερφαγίας.

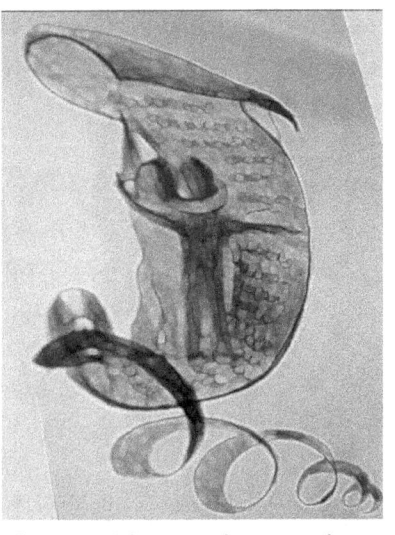

Επίσης, στόχος μας όταν θέλουμε να χάσουμε βάρος πρέπει να είναι η τήρηση ενός προγράμματος διατροφής και άσκησης και όχι να πιέζουμε τον εαυτό μας να φάει λιγότερο ή να αποφύγει ένα γεύμα. Πιο αποτελεσματικός τρόπος είναι να ετοιμάζουμε τον προγραμματισμό μας στην αρχή της εβδομάδας ή του μήνα. Με την πάροδο του χρόνου το πρόγραμμα γίνεται συνήθεια. Άτομα που ελέγχουν σωστά το βάρος τους κάνουν μικρά και συχνά γεύματα. Με λίγη προσπάθεια μπορούμε να το πετύχουμε ρυθμίζοντας τη διατροφή μας ανάλογα με τις καθημερινές μας συνήθειες.

Το εβδομαδιαίο πρόγραμμα διατροφής μας βοηθάει στο να ετοιμάζουμε και τη λίστα με τα ψώνια που θα χρειαστούμε και να μη ξεφεύγουμε στις αγορές μας. Έχει παρατηρηθεί ότι όταν δεν ξέρουμε τι θα ψωνίσουμε, μπορεί να παρασυρθούμε πιο εύκολα από τα ράφια του σουπερ-μάρκετ και να προμηθευτούμε περισσότερα ανθυγιεινά φαγητά.

Ο λεπτομερής προγραμματισμός θα μας βοηθήσει ακόμα περισσότερο. Δηλαδή αν γράφουμε την ώρα αλλά και την ποσότητα που θα καταναλώσουμε. Επίσης όπως έχουμε δει η παρακολούθηση ενός προγράμματος είναι σημαντική. Αν υπάρχει πρόγραμμα χωρίς να παρακολουθείται είναι σαν να μην υπάρχει. Η σωστή παρακολούθηση θα μας βοηθήσει να πραγματοποιούμε και τις ανάλογες αλλαγές όπου χρειάζεται.

12.7. Ξεπερνάμε τα εμπόδια

✓ Καθορίζουμε σωστά τους στόχους μας
✓ Προλαμβάνουμε τα προβλήματα
✓ Χρησιμοποιούμε τα συμπεράσματα από την παρατήρηση
✓ Δημιουργούμε τις κατάλληλες συνθήκες
✓ Περιορίζουμε τα εξωτερικά ερεθίσματα
✓ Χρησιμοποιούμε τεχνικές ελέγχου

Ο σωστός καθορισμός στόχων για το αδυνάτισμα, σημαίνει καλό προγραμματισμό των συμπεριφορών άσκησης και διατροφής. Ο κανόνας για τους ρεαλιστικούς στόχους, μας βοηθάει να προλαμβάνουμε τις ατασθαλίες γιατί δεν ζητάμε από τον εαυτό μας να κάνει κάτι παράλογο. Ελέγχουμε πάντα τους στόχους μας και παρακολουθούμε τη συμπεριφορά μας, για να χρησιμοποιούμε τα πολύτιμα αυτά συμπεράσματα βελτιώνοντας τον εαυτό μας.

Δημιουργούμε τις κατάλληλες συνθήκες όχι μόνο στη ψυχολογία μας, αλλά και στο περιβάλλον μας, προσπαθώντας να προβλέψουμε καταστάσεις αλλά και να μειώσουμε τους πειρασμούς. Για αυτό το λόγο δεν προμηθευόμαστε τροφές όπως γλυκά ή διάφορα σνακ, τα οποία μπορεί να τα αναζητήσουμε σε περιπτώσεις συναισθηματικής φόρτισης. Είναι προτιμότερο στο σπίτι να μην υπάρχουν καθόλου τροφές που δεν μπορούμε να ελέγξουμε την κατανάλωση τους.

Η πρόληψη είναι ο καλύτερος τρόπος ελέγχου της συμπεριφοράς μας. Προβλέποντας τα εμπόδια που μπορεί να προκύψουν στην προσπάθεια ελέγχου του βάρους, είναι πιο εύκολο να δώσουμε λύσεις. Το τέλειο είναι να προβλέψουμε την κατάσταση και να μην αφήσουμε να δημιουργηθούν καθόλου προβλήματα. Επίσης παρατηρούμε αν ένα πρόβλημα είναι πραγματικό ή είναι δικαιολογία που λέμε στον εαυτό μας για να αποφύγουμε κάποιες συμπεριφορές. Στον παρακάτω πίνακα εντοπίζουμε τα εμπόδια σχετικά με την σωστή διατροφή και την άσκηση και προτείνουμε λύσεις για να τα ξεπεράσουμε.

Βιβλιογραφία

Andrade, A. M., Coutinho, S. R., Silva, M. N., Mata, J., Vieira, P. N., Minderico, C. S., και συν. (2010). The effect of physical activity on weight loss is mediated by eating self-regulation. *Patient Education and Counseling 79* , σσ. 320–326.

Baker, R., & Kirschenbaum, D. (1993). Self-monitoring may be necessary for successful weight control. *Behavioral Therapy, 24* , σσ. 377-394.

Ball, K., Crawford, D., & Kenardy, J. (2004). Longitudinal Relationships among Overweight, Life Satisfaction, and Aspirations in Young Women. *Obesity Research* , *12* (6), σσ. 1019-1030.

Bartholomew, K. L., Parcel, G. S., Kok, G., & Gottlieb, N. H. (2006). *Planning Health Promotion Programs: An Intervention Mapping Approach.* San Francisco: Jossey-Bass.

Baueister, R. F., Heatherton, T. F., & Tice, D. M. (1994). *Losing Control: How and Why People Fail at Self-Regulati.* San Diego: Academic Press.

Bodenheimer, T., & Handley, M. (2009). Goal-setting for behavior change in primary care: An exploration and status report. *Patient Education and Counseling 76* , σσ. 174-180.

Boekaerts, M., Zeidner, M., & Pintrich, P. R. (2000). *Handbook of Self-Regulation.* San Diego, California: Elsevier Academic Press.

Brennan, L., Walkley, J., Fraser, S. F., Greenway, K., & Wilks, R. (2008). Motivational interviewing and cognitive behaviour therapy in the treatment of adolescent overweight and obesity: Study design and methodology. *Contemporary Clinical Trials 29* , σσ. 359–375.

Cash, T. &. (2002). *Body image: A handbook of theory, research, and clinical practice.* New York: Guilford Press.

Foster, G. D., Makris, A. P., & Bailer, B. A. (2005). Behavioral treatment of obesity. *American Journal of Clinical Nutrition, 82* , σσ. 230S–5S.

Gottfredson, M. R. (2011). *Self-Control Theory.* Ανάκτηση January 06, 2011, από Blackwell Encyclopedia of Sociology:

Korkeila, K. M., Rissanen, A., Koskenvuo, M., & Sorensen, T. (1998). Predictors of Major Weight Gain in Adult Finns: Stress, Life Satisfaction and Personality Traits. *International Journal of Obesity* , *22* (10), σσ. 949-957.

Malterud, K., & Ulriksen, K. (2010). "Norwegians fear fatness more than anything else"—A qualitative study of normative newspaper messages on obesity and health. *Patient Education and Counseling, 81* , σσ. 47-52.

Ratzan, S. C. (2004). Silent threat: Non-communicable disease and obesity. *Journal of Health Communication 9* , σσ. 1-2.

Roberts, R. E., Strawbridge, W. J., Deleger, S., & Kaplan, G. A. (2002). Are the Fat More Jolly? *Annals of Behavioral Medicine* , *24* (3), σσ. 169-180.

Schmeichel, B. J., Harmon-Jones, C., & Harmon-Jones, E. (2010). Exercising Self-Control Increases Approach Motivation. *Journal of Personality and Social Psychology* , *99* (1), σσ. 162-173.

Θεοδωράκης, Γ., & Χασάνδρα, Μ. (2006). Σχεδιασμός προγραμμάτων Αγωγής Υγείας. Εκδ. Χριστοδουλίδη. Θεσσαλονίκη.

Θεοδωράκης, Γ., Παπαϊωάννου Α. (2002). Το προφίλ μαθητών με βάση υγιεινές και ανθυγιεινές συμπεριφορές: Σχέσεις με τον αθλητισμό. *Ψυχολογία, 9*, 547-562.

Θεοδωράκης, Ι. (1990). Άσκηση και Υγεία: Πως η φυσική αγωγή θα μας πείσει για ένα δια βίου αθλητικό τρόπο ζωής. *Αθλητική Ψυχολογία* , σσ. 37-54.

Καλπάκογλου, Θ. (2001). Γνωσιακή-συμπεριφοριστική θεραπεία. Στο Π. Ασημάκης, *Σύγχρονες ψυχοθεραπείες απο τη θεωρία στην εφαρμογή* (σσ. 284-324). Αθήνα: Ασημάκης.

Παπαϊωάννου, Αθ., Θεοδωράκης, Γ., & Γούδας, Μ. (2003). *Για μια καλύτερη φυσική αγωγή*. Θεσσαλονίκη: Χριστοδουλίδη.

Σίμος, Γ. (2010). Η γνωστική συμπεριφορική θεραπεία της παχυσαρκίας. *Εγκέφαλος, 47 (2)* .

Πηγές στο διαδίκτυο:
Πίνακες Σύνθεσης Τροφίμων: http://hellas.teipir.gr/Thesis/Trofima/pinakes/galaktomika/galaktomika_ope n.htm

Ελληνική Ιατρική Εταιρεία Παχυσαρκίας: http://www.eiep.gr/c02.asp.

Ενημέρωση για θέματα υγείας: www.medlook.net

Οδηγίες για υγιεινή διατροφή και η διατροφική πυραμίδα: http://www.hsph.harvard.edu/nutritionsource/what-should-you-eat/pyramid/

World Health Organization: http://www.who.int/nutrition/en/

BBC health treatments: http://www.bbc.co.uk/health/treatments/healthy_living/nutrition/

Βιογραφικό

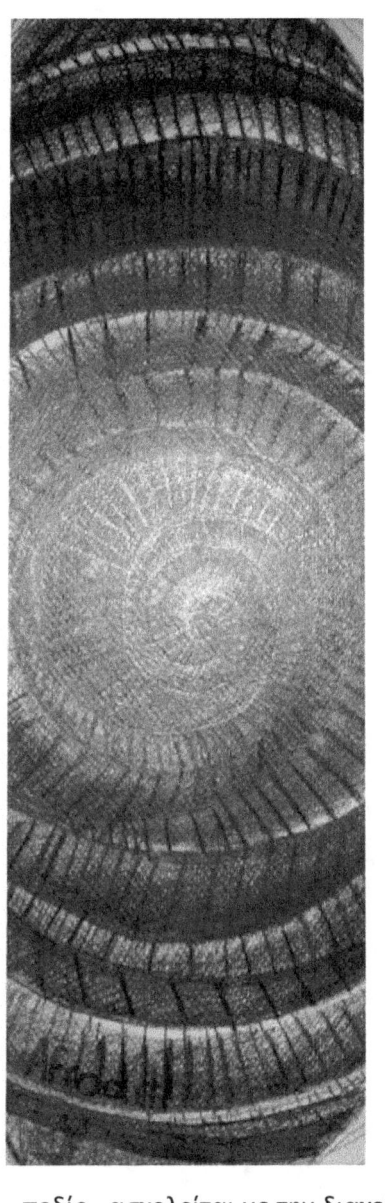

Η Λίνα Ψούνη γεννήθηκε το 1978 στα Χανιά της Κρήτης. Παράλληλα με τον πρωταθλητισμό στο άθλημα της υδατοσφαίρισης, το 2002 ολοκλήρωσε τις σπουδές της στο ΤΕΦΑΑ του Καποδιστριακού Πανεπιστημίου Αθηνών και το 2006 πήρε το Πτυχίο Ψυχολογίας από το Πανεπιστήμιο Κρήτης. Κατέχει επίσης μεταπτυχιακό δίπλωμα στην μεγιστοποίηση αθλητικής επίδοσης με αντικείμενο διατριβής στην Αθλητική Ψυχολογία. Είναι υποψήφια διδάκτωρ στο Πανεπιστήμιο Θεσσαλίας.

Έχει δημοσιεύσει σε Ελληνικά και ξένα συνέδρια, επιστημονικά περιοδικά και αρθρογραφεί στον τύπο και στο διαδίκτυο. Συγχρόνως έχει πραγματοποιήσει εισηγήσεις σε σεμινάρια και αθλητικά καμπ. Τα ενδιαφέροντα της περιλαμβάνουν την αθλητική ψυχολογία, την μεγιστοποίηση αθλητικής απόδοσης, προβλήματα αποκατάστασης τραυματισμών, σχέσεις γονέων-αθλητών, ενώ σε ευρύτερο ψυχολογικό πεδίο ασχολείται με την διαχείριση βάρους, την διαχείριση άγχους και προβλήματα σχέσεων. Από το 2007 κατέχει άδεια ασκήσεως επαγγέλματος ψυχολόγου.